汉竹编著·健康爱家系列

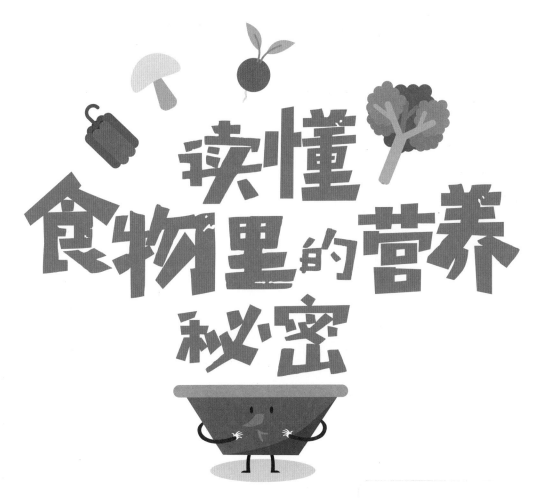

读懂食物里的营养秘密

刘桂荣 主编

U0348003

汉竹图书微博
http://weibo.com/hanzhutushu

江苏凤凰科学技术出版社
全国百佳图书出版单位

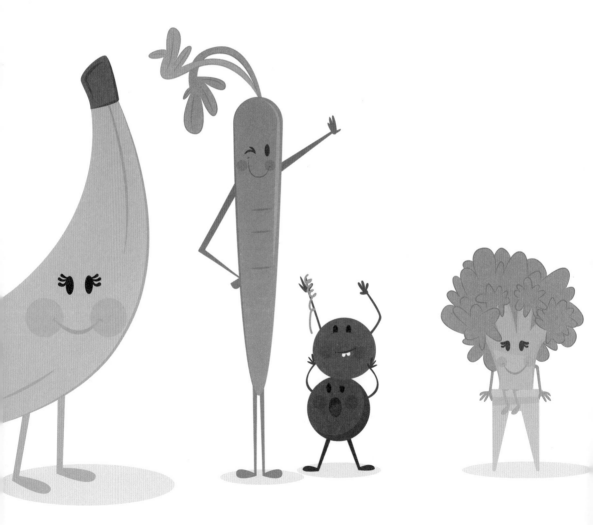

前言

每一种食物中含有哪些营养素，这些营养素对身体能起到什么作用？

如何根据自身健康状态选择食物？

哪些食物是不宜多吃的？

怎么吃才能更健康？

……

跟着国家高级营养师的脚步你就能找到答案。

本书详细介绍了人体所需的六大营养素（不包括水），让你在科学认识营养素的同时，了解不同营养素的最佳食物来源。

本书对常见食物的性味、功效做出了解读，而对常见的代谢性或全身性疾病，也参考了经典的民间验方，给出了健康的营养搭配方式，解决了日常生活中"怎么吃"的疑惑。

另外，本书根据现代人的体质特点，结合常见食物的营养，详细地给出了宜吃、不宜吃的食物，并搭配了经典的调养食疗方，为你每天的日常饮食提供可靠的指导。

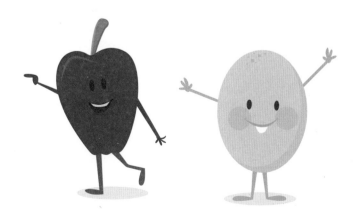

目录

第一章
认识食物里的营养素

人体能量来源.................................14

人体所需六大营养素.................................14

蛋白质.................................16

脂肪.................................17

"好"脂肪酸与"坏"脂肪酸.................................18

类脂样物质.................................19

维生素.................................20

维生素 A.................................22

维生素 B1.................................24

维生素 B2.................................24

叶酸.................................25

维生素 C.................................26

维生素 D.................................27

维生素 E.................................28

花青素.................................29

碳水化合物.................................30

矿物质 31

　钙 32

　硒 33

　铁 34

　锌 34

膳食纤维 35

第二章
了解常见食物的营养

谷物、豆及豆制品类 38

大米 40

小麦 42

小米 43

薏米 44

黑米 45

燕麦 46

荞麦 47

玉米 48

糯米 50

黄豆 51

红小豆..52

黑豆..53

绿豆..54

豆腐..55

蔬菜类..56

白菜..58

油菜..60

菠菜..61

空心菜..62

茼蒿..63

芹菜..64

生菜..66

韭菜..67

洋葱..68

四季豆..69

美味豆..70

白萝卜..72

胡萝卜..73

萝卜"开会"..74

苋菜..76

茄子..77

甘蓝..78

山药..79

黄瓜..80

丝瓜..81

苦瓜..82

西红柿..83

平菇..84

香菇..85

各种蘑菇..86

莲藕..88

土豆..89

芋头..90

红薯..91

茭白..92

木耳..93

冬瓜..94

南瓜..95

西葫芦..96

甜椒..97

各种辣椒..98

水果、坚果类 100

苹果 102

香蕉 104

红枣 105

菠萝 106

草莓 107

桃 108

荔枝 109

樱桃 110

杨梅 111

梨 112

葡萄 113

西瓜 114

猕猴桃 115

桂圆 116

山楂 117

橘子 118

核桃 120

葵花子 121

花生 122

栗子 123

杏仁..124

腰果..125

肉蛋类..127

羊肉..128

牛肉..129

猪肉..130

鸭肉..131

鸡肉..132

鸡蛋..133

鹌鹑蛋..134

鸭蛋..135

水产类..136

鲫鱼..137

鲤鱼..138

草鱼..139

鲈鱼..140

甲鱼..141

泥鳅..142

鳝鱼..143

带鱼......................................144

黄鱼......................................145

鱿鱼......................................146

海参......................................147

虾..148

螃蟹......................................150

蛤蜊......................................151

紫菜......................................152

海带......................................153

调味品类...............................154

食用油..................................156

食盐......................................158

醋..159

酱油......................................159

葱..160

姜..161

大蒜......................................161

饮品类..................................162

牛奶......................................164

豆浆......................................165

茶...................................166

咖啡...................................167

第三章
对症食疗调理方

高血压...................................170

高脂血症...................................172

冠心病...................................174

糖尿病...................................176

脂肪肝...................................178

慢性肾炎...................................180

慢性支气管炎...................................182

慢性腹泻...................................184

慢性便秘...................................186

癌症...................................188

失眠...................................190

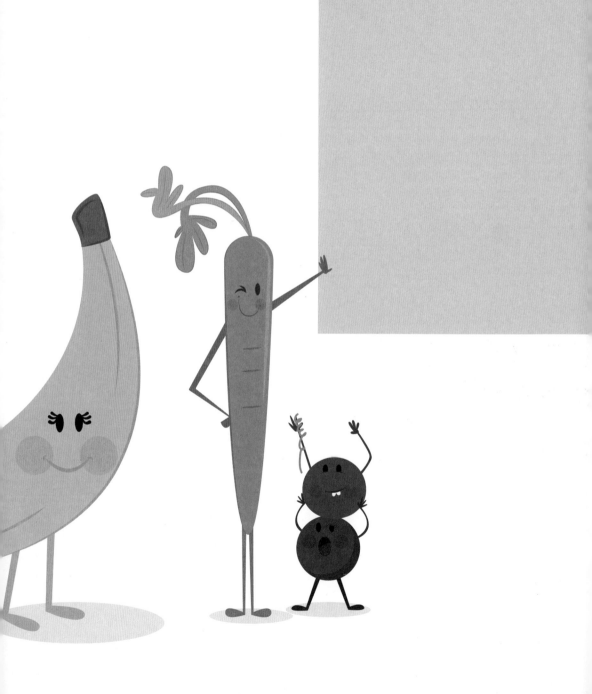

第一章

认识食物里的营养素

食物的种类成千上万，每一种食物都有自己的营养素密码，这些营养素与身体奇妙连接，被身体破解，以一种全新的姿态成为身体的一部分。读懂食物里的营养素，了解营养素的最佳来源，让身体更健康。

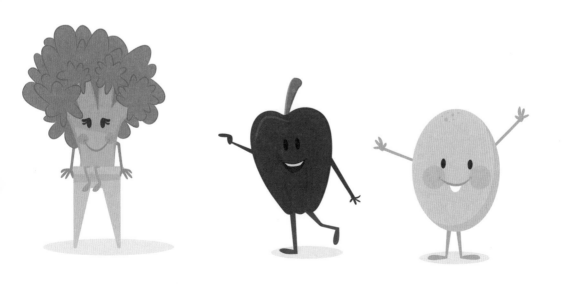

人体能量来源
人体所需六大营养素

除了水，蛋白质、碳水化合物、脂肪、维生素、矿物质、膳食纤维是人体所需的六大营养素。人体健康与否，取决于这六种营养素的比例，以及每天摄入水是否合理。

人体中 60%~65% 的能量来自碳水化合物，15% 的能量来自蛋白质，20% 的能量来自脂肪。

人体能量来源

- 蛋白质 15%
- 碳水化合物 60%~65%
- 脂肪 20%

蛋白质

蛋白质是人体组织的主要成分，它参与体内各种代谢过程，是身体生长、发育的基础，也是更新和修补组织及细胞的主要原料。人体每天能量的 15% 来自于蛋白质，蛋白质的代表性食物是肉类、禽蛋类和豆类。

肉类食物中蛋白质含量在 10%~20%，瘦肉的蛋白质含量要比肥肉多。100 克肉类食物的平均能量为 877.8 千焦。

碳水化合物

碳水化合物是人体最主要的热量来源，人体每天所需的热量有 60%~65% 来源于碳水化合物。碳水化合物是细胞膜及许多组织的组成部分，能促进脂肪、蛋白质在体内的代谢。碳水化合物的代表性食物是各种谷物类主食。

谷物包括大米、小米、小麦、燕麦、玉米等，谷物中碳水化合物含量可达 70%~80%，而且大多是易消化的淀粉。谷物碳水化合物的利用率较高，可达 90% 以上。

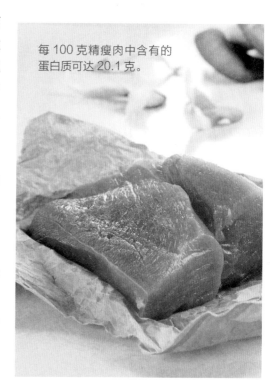

每 100 克精瘦肉中含有的蛋白质可达 20.1 克。

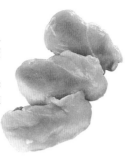

动物油脂进入人体后大多变为饱和脂肪酸，摄入过多会导致血胆固醇升高。

脂肪

脂肪是能量的唯一储存方式，可供给人体热量，保护内脏、保持体温。按每日摄入总热量计算，每人每天摄入脂肪所产生的热量约占每日摄入总热量的20%，成人以不超过25%为宜。烹调用油以及动物类食物、坚果是脂肪的代表性食物。

食用油包括花生油、豆油、葵花子油、橄榄油等，食用油脂中含有的脂肪量可达99%。

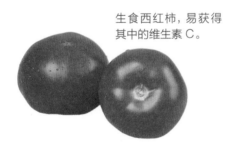

生食西红柿，易获得其中的维生素C。

维生素

维生素是保持人体健康的重要活性物质，包括维生素A、B族维生素、维生素D等多种维生素。人体内的维生素含量很少，主要依靠摄入食物及其他营养素合成。不同种类维生素的代表性食物不同，大多存在于蔬菜、水果中，但B族维生素的代表性食物是谷物和动物性食物，维生素E的代表性食物为食用油和坚果。

矿物质

矿物质是构成人体组织和维持正常生理功能必需的各种金属元素总称，包括钙、铁、锌、硒等常量元素和微量元素，人体无法自身产生、合成，必须通过多样化的饮食来获得。矿物质存在于各种食物中，海产品、牛奶、蔬菜、水果、动物肝脏都是很好的矿物质来源。

海产品包括各种海洋产品，如海带、海鱼，它们都含有丰富的矿物质。

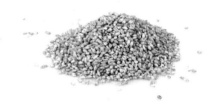

吃粗粮时要多喝水，因为膳食纤维需要充足的水分才能保障肠道的正常工作。

膳食纤维

膳食纤维在人体消化过程中扮演着重要的角色，摄取足够的膳食纤维可降低血液中的胆固醇，消除肠壁上的有害物质，预防便秘和结肠癌。成人应保证每天摄入10~30克膳食纤维。膳食纤维的代表性食物是粗粮、绿叶蔬菜和纤维多的水果。

粗粮中大麦、小麦、玉米等食物中膳食纤维含量在5%左右，干大豆的膳食纤维含量高达15%左右。每天摄取200克粗粮，基本上可以满足一个成人膳食纤维的需要量。

蛋白质

蛋白质是生命的物质基础，基本单位是氨基酸。按照所含氨基酸的种类，蛋白质可分为完全蛋白质、半完全蛋白质和不完全蛋白质。

营养功效

身体每一个细胞和所有重要组成部分都有蛋白质参与，它几乎占人体体重的20%。蛋白质还是人体激素的主要原料，可以维持机体正常的新陈代谢和各类物质在体内的输送，并且提供生命活动的能量。

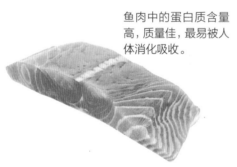

鱼肉中的蛋白质含量高，质量佳，最易被人体消化吸收。

获取渠道

蛋白质主要来自于动物性食物，如牛奶、羊奶、各种肉类、蛋类等，植物性食物中大豆、豆制品，以及坚果中蛋白质含量也较高。

一般来说，动物性食物，如瘦肉、鱼、奶、蛋中的蛋白质都属于优质蛋白，容易被人体消化吸收，而"优中之优"则是鱼肉中所含的蛋白质。

植物性食物中，大豆、葵花子和芝麻中所含蛋白质为优质蛋白质，其他如米、小麦中所含蛋白质多为半完全蛋白质，或不完全蛋白质，不适宜作为补充蛋白质的主要食物来源。

建议摄入量

蛋白质的日摄入量与体重和每天的活动程度密切相关。

这里有一个简单方法可以计算出自己每日需要的蛋白质摄入量（以克为单位）。即用体重乘以系数（0.8~1.8中的某个数值），结果就是你每日建议的蛋白质摄入量。

例如，一名体重70千克的人，用1.2相乘就得出84，这意味着最佳的每日蛋白质摄入量是84克。

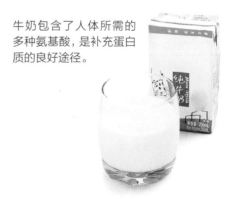

牛奶包含了人体所需的多种氨基酸，是补充蛋白质的良好途径。

脂肪

提起脂肪，人们最先想到的是"拒绝"，因为脂肪总是与肥胖、心脑血管疾病密切相关。其实，脂肪也是人体必需的一种营养物质。

脂肪由甘油和脂肪酸组成，其性质和特点主要取决于脂肪酸的形式，不同食物中的脂肪酸种类、含量不同，对身体产生的影响也不同。

营养功效

脂肪是人体能量的重要来源，1克脂肪就可以产生37.62千焦的能量，比同等量的蛋白质和葡萄糖高出1倍多。脂肪还是生命的物质基础，身体中每个细胞的细胞膜，以及一些不可或缺的激素，如睾丸激素、前列腺素、黄体酮和雌激素，都需要脂肪的参与。所以长期不摄入脂肪，或者维持超低脂肪摄入的女性，很难怀上宝宝。

脂肪还有维持体温、保护内脏，促进脂溶性维生素吸收，以及为身体提供必需脂肪酸的作用。

建议摄入量

脂肪每天摄入量（克）＝体重（千克）× 千克体重所需能量 × 摄入脂肪能量百分比÷9

年龄	摄入脂肪（能量百分比）
6个月以下	45%~50%
6个月至2岁	30%~35%
2~3岁	小于30%
儿童	25%~30%
青少年	20%~30%
成年人	20%~25%

获取渠道

食用油、动物类食物中的油脂，以及坚果是脂肪的主要来源。动物性食物中，畜肉脂肪含量最高，禽肉脂肪含量较低，鱼肉脂肪含量更低且所含脂肪多为不饱和脂肪酸。

植物性食物中，坚果类食物中脂肪含量较高，可达50%以上，而且多为不饱和脂肪酸，对身体健康非常有益。

蛋黄中脂肪含量很高，约占蛋黄总量的30%。

常用食用油脂肪酸含量表

油品	饱和脂肪酸	多不饱和脂肪酸	单不饱和脂肪酸
葵花子油	12%	68%	20%
橄榄油	14%	9%	77%
大豆油	15%	61%	24%
花生油	18%	33%	49%

"好"脂肪酸与"坏"脂肪酸

　　根据脂肪中碳链上氢原子的数量，脂肪酸可分为饱和脂肪酸和不饱和脂肪酸。详细了解脂肪酸能更好地了解食物，选择更健康的脂肪来源。

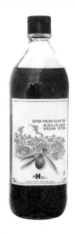
橄榄油中的脂肪比例与人体脂肪比例相似，有较高的营养价值。

单不饱和脂肪酸

　　单不饱和脂肪酸是在碳链上缺乏一对氢原子的脂肪酸，可降血糖、降低胆固醇，并调节血脂。食物中的菜子油、坚果、橄榄油都是富含单不饱和脂肪酸的代表性食物。

多不饱和脂肪酸

　　多不饱和脂肪酸就像维生素、矿物质一样，是人体必需品，人们最为熟知的两种脂肪酸 DHA 和 EPA 就是不饱和脂肪酸。DHA 俗称"脑黄金"，具有提高脑细胞的活性、健脑益智的作用，而 EPA 是"血管清道夫"，具有清理血管中垃圾的功能。

　　深海鱼类，尤其是金枪鱼、鲭鱼、鲑鱼，各种食物油都是多不饱和脂肪酸的来源。

饱和脂肪酸

　　饱和脂肪酸是一种稳定的脂肪形式，多存在于动物脂肪和乳脂中。研究发现，进食大量饱和脂肪酸后，肝脏的还原酶活性增强，会促使胆固醇的合成。富含饱和脂肪酸的食物中，本身也含有大量的胆固醇。常进食富含饱和脂肪酸的食物，容易导致血液中胆固醇增加。

　　动物性脂肪如牛油、猪油、奶油中都含有丰富的饱和脂肪酸，而植物性脂肪如椰子油、可可油、棕榈油也是富含饱和脂肪酸的代表性食物。

氢化脂肪酸

　　如今，很多食品中加入了氢化脂肪酸，人造黄油、烘焙食品、点心和其他加工食品中常见这种成分。氢化脂肪酸是经过加工，使不饱和脂肪酸在室温条件下形成固态并保持更为稳定的状态后得到的，常以"代脂"的身份存在于食物中。

　　氢化脂肪酸进入身体后，可能会导致反式脂肪酸的产生。而反式脂肪酸对人体有不良影响，生活中应尽量避免反式脂肪酸摄入。

类脂样物质

人体中有一种与脂肪非常类似的物质，称为类脂样物质。类脂样物质与脂肪非常相像，但又与脂肪不同。类脂样物质在人体中含量虽然不高，约占 5%，但所起的作用却非比寻常。人体神经系统、脑细胞中都可以找到类脂样物质的踪迹。

磷脂

磷脂是生命的基础物质，构成细胞膜的主要成分之一。磷脂在人体内具有增强脑力、安定神经、平衡内分泌、提高免疫力的作用。其代表性食物为蛋黄、大豆和动物肝脏。

卵磷脂

卵磷脂是一种黄褐色的油脂性物质，存在于动植物组织中。卵磷脂存在于每个细胞中，可保持细胞活力、降低血液中胆固醇含量，具有提高脑细胞活化程度、柔润肌肤、健康心脏等作用。鸡蛋和大豆中卵磷脂含量很高。

糖脂

糖脂也是细胞膜的重要组成部分，它是细胞表面抗原的重要组成部分，细胞之间的识别以及细胞间信息传递都要靠它。代表性食物为动物内脏。

神经节苷脂

神经节苷脂是脑神经再生发育的必需物质，丰富的神经网络的形成，以及脑神经的修复与再次发育都要依靠神经节苷脂的力量。它常以糖脂的形式存在于动物内脏中。

脂蛋白

脂蛋白是脂质与蛋白质复合的物质，包括极低密度脂蛋白、低密度脂蛋白、高密度脂蛋白、乳糜微粒。脂蛋白在人体脂质运输方面发挥着重要作用，能与细胞膜的部分脂蛋白相互交换。

高密度脂蛋白

一般高密度脂蛋白可输出胆固醇，促进胆固醇代谢。深海鱼类、植物性食物中的大豆及大豆制品等，会提高体内高密度脂蛋白含量，降低低密度脂蛋白。

类固醇

类固醇是指包括胆固醇、胆酸、性激素等在内的类脂样物质，有调节血糖、蛋白质、脂肪及电解质代谢的作用。类固醇可通过身体合成，也能通过食物摄入，蛋黄中类固醇含量比较高。

胆固醇

胆固醇也是一种人体必需的脂质，由肝脏以含脂肪食物为原料制造，是细胞膜的重要组成部分。动物内脏、肉类、奶酪、鸡蛋、牛奶中都含有胆固醇。

维生素

维生素是维持人体正常生理功能必需的一类微量有机物质，它不是构成机体组织和细胞的成分，也不会产生能量，但在人体机能运行中不可或缺，对机体的新陈代谢、生长、发育、健康有十分重要的作用。

维生素在体内不能合成，或合成量不足，必须通过食物获得。维生素家族非常庞大，成员众多，常见的基础维生素有十几种，它们的名字人们都非常熟悉。

营养功效

不同维生素对人体产生的影响不同，但总体说来，都具有帮助人体使用和储存来自蛋白质、脂肪、碳水化合物的能量的作用，是骨骼形成的调节激素，是保护细胞正常运作的抗氧化剂，还能协助负责视力的分子更好地运作。

维生素是身体中各种化学反应的辅助酶，或者辅助酶的组分。人体对维生素的需求量很小，但稍微缺乏，就会对健康造成损害。

获得渠道

维生素几乎存在于所有的食物中，但不同种类维生素的代表性食物不同。人体维生素需求量最大的种类是维生素 A、维生素 C、维生素 E 和部分 B 族维生素。

维生素 A 广泛存在于动物性食物中，动物肝脏、海产品、鱼类、鸡蛋都含有丰富的维生素 A。

B 族维生素则多存在于谷类和动物性食物中，如小米、大米、麦麸、动物肝脏、肉类等。

维生素 C 多存在于新鲜蔬菜、水果中，黄瓜、西红柿、绿叶蔬菜都是富含维生素 C 的食物。

维生素 E 多存在于油料种子和植物油中，特别是种子的胚芽中。此外，谷类、坚果类和绿叶蔬菜中也含有一定量的维生素 E，玉米胚芽、小麦胚芽、大豆、芝麻都是植物性维生素 E 的代表性食物。

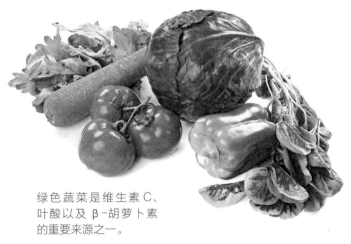

绿色蔬菜是维生素 C、叶酸以及 β-胡萝卜素的重要来源之一。

维生素缺乏的信号

身体的表现	所缺维生素	宜多补充的食物
很多头皮屑，并且脱发	维生素A、维生素B₆	动物肝脏、肉、蛋、鱼、花生、杂粮馒头、胡萝卜
头发干枯，容易分叉	维生素E	玉米、芝麻、大豆
黑眼圈	维生素A、维生素C、维生素E	玉米、黄瓜、西红柿、绿叶蔬菜、食用油
眼睛干涩	维生素A、β–胡萝卜素	胡萝卜、动物肝脏
怕光、视力变差	维生素A、维生素B₁、维生素B₂	胡萝卜、粗粮、蛋黄、动物肝脏与肾脏、鱼、香菇、紫菜
嘴唇干燥、脱皮	维生素A、维生素B₂	胡萝卜、牛奶、动物肝脏
经常烂嘴角、舌头呈紫红色	维生素B₂、维生素B₆	瘦肉、动物肝脏、禽肉、牛奶、鸡蛋、花生、绿叶蔬菜
牙齿不坚固	维生素A	新鲜蔬菜、水果、深海鱼
口臭	维生素B₆	动物肝脏、谷物、肉、鱼、蛋、花生
皮肤色斑、黄褐斑逐渐增多	维生素C、维生素E、B族维生素复合体（叶酸）	新鲜蔬菜、水果、动物肝脏、酵母
皮肤暗淡，没有弹性	维生素B₁、维生素B₂	粗粮、动物肝脏、蛋黄、牛奶
皮肤干燥、粗糙、毛孔粗大	维生素A、维生素B₆	动物肝脏、深绿色或红黄色的蔬菜、水果、花生
易疲劳，精力差	维生素B₁、维生素B₂、维生素B₆	粗粮、动物内脏、蛋黄、鱼

维生素 A

维生素 A 又称视黄醇, 分为维生素 A 醇和胡萝卜素, 其中维生素 A 醇是维生素 A 最初形态, 只存在于动物性食物中。维生素 A 是脂溶性维生素, 与脂肪共同摄入, 更容易被身体吸收。

营养功效

维生素 A 最显著的作用就是预防和治疗夜盲症, 同时它对上皮组织的维护和修复也有非常重要的作用, 充足的维生素 A 还能预防癌症。

维生素 A 可参与糖蛋白的合成, 而免疫球蛋白就是一种糖蛋白, 维生素 A 促进该蛋白的合成, 有助于免疫系统保持功能正常。婴幼儿维生素 A 摄入充足, 可预防呼吸系统感染, 有助于生病时早日康复。

建议摄入量

年龄	推荐日摄入量
婴儿	400 微克
1~10 岁	500~700 微克
11~14 岁	700~800 微克
成年男性	800 微克
成年女性	700 微克
哺乳期女性	1200 微克

注: $1\mu g$ (微克) ≈ 3.3IU (国际单位)

获取渠道

维生素 A 广泛存在于动物和植物性食物中, 动物性食物, 如鸡蛋、鱼肝中都含有丰富的维生素 A 醇, 尤其是鱼肝中; 植物性食物中的深绿色或红黄色蔬菜、水果, 如胡萝卜、辣椒、红心红薯、芒果、柑橘, 都是富含胡萝卜素的代表性食物。

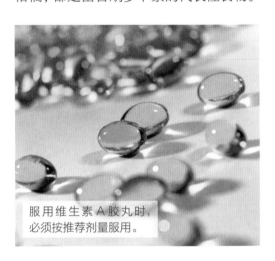

服用维生素 A 胶丸时, 必须按推荐剂量服用。

鱼肝

鱼肝小而有腥味, 一般买鱼时, 都将此部位清理出去, 很少有人直接烹制鱼肝。但在沿海地区, 因为容易捕获大型鱼类, 有吃大型鱼类鱼肝的习惯。鱼肝中含有丰富的维生素 A, 长期吃可引起维生素 A 中毒。若缺乏维生素 A, 可以通过吃鱼肝油来补充。

中医有关鱼肝的记载有鳣鱼肝。鳣鱼是鲟鳇鱼的古称, 在江苏地区称为黄鱼。《本草纲目拾遗》记载, 鳣鱼肝味甘, 性平, 归心经, 可解毒杀虫, 治疗恶疮疥癣。

维生素 A 的常见食物搭配及误区

营养素	营养错搭	影响维生素 A 吸收的搭配	营养对搭	促进维生素 A 吸收的搭配
维生素 A	维生素 A 不宜与生物活性物质搭配，否则维生素 A 吸收将受到影响	猪肝 + 香菇 猪肝 + 洋葱 羊肝 + 竹笋	维生素 A 宜与维生素 D 搭配，它们都是脂溶性维生素，可以互相影响，促进吸收	芒果 + 牛奶 青椒 + 银耳
			维生素 A 宜与维生素 E 搭配，可延缓衰老，降低癌症发生率	生菜 + 橄榄油

这些人要多补充维生素 A

• 长时间面对电脑的工作者。
• 素食者。
• 长期对脂肪吸收不良的人。
• 长期戴隐形眼镜的人。
• 身体抵抗力差的人。
• 胆固醇水平高的人。
• 经常补充维生素 C、维生素 E 的人，补充维生素 A 能协同增效。

这些现象意味维生素 A 过量

• 皮肤干燥、粗糙，或薄而发亮。
• 出现斑片状脱皮和严重瘙痒。
• 毛发干枯、稀少，出现严重的脱发现象。
• 前臂和小腿常出现骨痛情况。
• 食欲降低，并伴随腹痛、腹泻，肝脾肿大。

　　如果发现有维生素 A 摄入过量情况，应及时停止摄入富含维生素 A 的食物，并去医院检查，以采取措施，避免过量维生素 A 对身体持续造成伤害。

红辣椒

　　辣椒是人们很熟悉的一种蔬菜，我国甚至形成了非常成熟的辣椒文化。在众多种辣椒中，红辣椒中的胡萝卜素含量最为丰富，其他颜色辣椒如黄辣椒或绿辣椒含量相对较低。辣椒中含有丰富的辣椒素，有散寒、健胃、行血、解郁的功效，适当食用辣椒能开胃，改善视力。

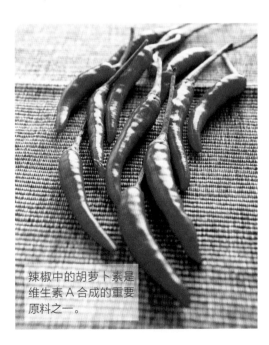

辣椒中的胡萝卜素是维生素 A 合成的重要原料之一。

维生素 B$_1$

维生素 B$_1$ 又称硫胺素、抗神经炎素，广泛存在于肌肉、肝脏、肾脏和脑组织中，起着维持碳水化合物正常代谢、神经正常活动的作用，被誉为"大脑维生素"。

营养功效

维生素 B$_1$ 是糖代谢中酶的重要组成部分，能促进碳水化合物和脂肪的代谢，能够增强肠胃蠕动，促进食物消化吸收；可防止神经组织萎缩和退化，预防和治疗脚气病。晕车、晕船时服用维生素 B$_1$ 也可以得到缓解。

建议摄入量

不同人群	推荐日摄入量
1 岁以下	0.2~0.3 毫克
1~14 岁	0.6~1.5 毫克
14 岁及以上男性	1.4~1.5 毫克
14 岁及以上女性	1.2~1.3 毫克
孕妇或者哺乳期女性	1.5~1.8 毫克

获取渠道

维生素 B$_1$ 主要存在于谷类、肉类以及部分坚果中，小麦胚芽、玉米胚芽、糙米、大豆、黑米、猪腿肉和里脊肉中都含有丰富的维生素 B$_1$。由于维生素 B$_1$ 是水溶性维生素，在烹制富含维生素 B$_1$ 的食物时，要尽量避免它溶于水而流失。

维生素 B$_2$

维生素 B$_2$ 又称核黄素，是人体必需的 13 种维生素之一。它也是水溶性维生素，非常容易消化和吸收，同时也不会积蓄在体内，因此要经常补充。

营养功效

维生素 B$_2$ 可与特定的蛋白质结合生成黄酶，在体内发挥传递氢原子的作用，参与组织的呼吸过程；保证物质代谢和能量代谢正常进行；促进发育和再生，维持皮肤、毛发、指甲等正常生长；保护视力，减轻眼睛的疲劳，促进人体对铁的吸收。

建议摄入量

不同人群	推荐日摄入量
1 岁以下	0.4~0.5 毫克
1~7 岁	0.6~1.0 毫克
8~14 岁	1.2 毫克
14 岁及以上男性	1.4~1.7 毫克
14 岁及以上女性	1.2~1.3 毫克
孕妇或者哺乳期女性	1.7 毫克

获取渠道

维生素 B$_2$ 广泛存在于动物和植物性食物中，乳类、蛋类、动物内脏、豆类，以及绿叶蔬菜和部分水果中都含有丰富的维生素 B$_2$。牛奶、蛋黄、肝脏、肾脏、大豆、鱼、菠菜、紫菜、胡萝卜、茄子、香菇、芹菜、橙、橘子都是富含维生素 B$_2$ 的食物。

叶酸

叶酸又称维生素 M、蝶酰谷氨酸，是 B 族维生素的复合体，因为是从菠菜叶中提取纯化的，所以被命名为叶酸。叶酸也是水溶性维生素。天然叶酸极不稳定，易受高温、阳光影响。

营养功效

叶酸是核酸合成和氨基酸代谢的必需营养素，在促进红细胞的生成和成熟，以及细胞分裂方面扮演着非常重要的角色。人体缺乏叶酸，会增加未成熟红细胞数量，引起贫血，导致身体无力、易怒和食欲不振。若孕妇体内缺乏叶酸，还可能直接导致宝宝神经管发育缺陷。因此，孕妇，尤其在孕早期，需要保证叶酸的充足摄入。

建议摄入量

不同人群	推荐日摄入量	备注
成年人	0.1~0.2 毫克	一般不需要额外补充
孕早期孕妇	0.4 毫克	最高不宜超过 1 毫克

注：孕妇选用叶酸时应为孕妇专用的叶酸制剂，而不是含量高的叶酸片。

获取渠道

天然叶酸广泛存在于动物和植物性食物中，酵母、绿叶蔬菜、新鲜水果以及动物肝脏是富含叶酸的代表性食物。绿叶蔬菜中，菠菜、油菜、西蓝花、青菜都含有丰富的叶酸。

由于天然叶酸极不稳定，所以叶酸的生物利用率不高，只占含量的 45%，但是只要饮食合理，一般不会出现叶酸缺乏的情况。所以普通人基本不需要额外补充叶酸，只有处于特殊时期的孕妇或者缺铁性贫血患者需要额外补充。

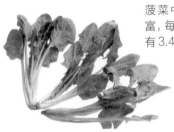

菠菜中叶酸含量丰富，每克菠菜中就含有 3.47 微克的叶酸。

食补叶酸小窍门

天然叶酸极不稳定，流失严重，如新鲜蔬菜放置两三天后，其中叶酸将损失 50%~70%；若采用煲汤或久煮等方法，食物中的叶酸将流失 50%~95%；使用盐也会导致叶酸流失。因此，通过食物补充叶酸时，一定要讲究技巧。

- 新鲜蔬菜要及时烹制，避免久放。
- 清洗蔬菜时，最好洗好后再切，避免切后清洗。
- 烹制蔬菜要尽量大火快炒，避免久煮。
- 用绿叶蔬菜做馅时，挤出的菜水可用来和面。

维生素C

维生素C又称抗坏血酸,以预防和治疗坏血病著称。它是一种水溶性维生素,不耐高温和氧化,因此烹制食物时若不采用点小技巧,很容易导致食物中维生素C的流失。

营养功效

维生素C可促进骨骼和牙齿生长,促进组织创伤愈合,防止牙龈出血。由于维生素C是胶原蛋白合成的必需物质,因此每天摄入充足维生素C的人,皮肤更加紧致、有弹性,大脑也受到它的保护。

维生素C可改善铁、钙和叶酸的利用情况,改善脂肪和类脂,特别是胆固醇的代谢,从而预防心血管病,此外还可增强机体对外界环境的抗应激能力和免疫力。

推荐摄入量

不同人群	推荐日摄入量	最大耐受量
成人	100 毫克	
孕早期孕妇	100 毫克	1000 毫克
孕中、晚期孕妇以及哺乳期女性	130 毫克	

注:每个人对于维生素C的需求量的个体化差异很大。

获取渠道

维生素C广泛存在于蔬菜、水果中,辣椒、花菜、黄瓜、西红柿、橙子、橘子、葡萄中都含有丰富的维生素C。一两个鲜橙基本上就可以保证人体一天的维生素C需求。

这些人适宜补充维生素C

- 有吸烟习惯的人。
- 从事剧烈运动和高强度体力劳动的人。
- 经常感冒、免疫力低下的人。
- 工作环境中有很多污染的人。
- 长时间面对电脑工作的人。
- 容易疲倦的人。

一两个橙子所含维生素C,基本可以满足成人一天的需求。

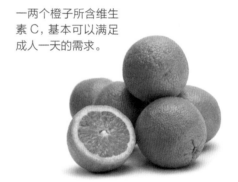

缺乏维生素C的信号

- 牙龈经常出血。
- 皮肤情况变糟,出现色斑、黑色素沉积等情况。
- 容易疲劳,免疫力下降。
- 伤口愈合缓慢,并且易感染。
- 乏力,并伴随体重下降、食欲不振情况。

维生素D

维生素D因具有抗佝偻病的作用，又被称为抗佝偻病维生素。它是一种脂溶性维生素，有维生素 D_2、维生素 D_3 等五种化合物，其中维生素 D_2、维生素 D_3 与人体健康最为密切。维生素D是维生素D原经紫外线照射后的衍生物，所以人们常说，晒太阳是补充维生素D的好方法。

营养功效

维生素D的营养功效与钙、磷的吸收密不可分，它可以提高身体对钙、磷的吸收，进而促进骨骼生长和钙化。人体若缺乏维生素D，骨骼的组成成分钙、磷吸收将受到影响，容易出现佝偻病、软骨病或其他缺钙现象。

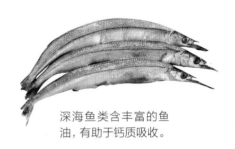

深海鱼类含丰富的鱼油，有助于钙质吸收。

建议摄入量

不同人群	推荐日摄入量	最大耐受量
婴幼儿及儿童	10 微克	
13~50 岁	5 微克	
51~70 岁	10 微克	20 微克
70 岁以上	15 微克	
孕妇	10 微克	

注：维生素D也有采用国际单位"IU"标识的。1 微克（ μg ）=40IU；1IU=0.025 微克（ μg ）

获取渠道

天然食物中维生素D的含量较低，人体从食物中摄入的维生素D大多是维生素D原形式。这些维生素D原进入人体后，经紫外线照射，合成维生素D，调节血液中钙、磷的含量。

维生素D原多存在于动物性食物中，尤其是动物肝脏，如鱼肝，其他如脂肪高的海鱼和鱼卵、蛋黄、奶油中的维生素D原含量也比较多，奶、瘦肉、坚果中也含有微量的维生素D原，而植物性食物，如谷物、蔬菜、水果中几乎不含维生素D原。

缺乏维生素D的身体信号

- 牙齿松动、敏感，幼儿可能会出现牙齿发育迟滞现象。
- 腰部、腿部骨疼，时好时坏，时轻时重。
- 肌肉无力，常会感到疲劳。
- 小腿抽筋。
- 若宝宝有夜惊、盗汗、夜晚哭闹不止的情况，也有可能是缺乏维生素D。

维生素 E

维生素 E 又称生育酚，是一种脂溶性维生素，也是人体重要的抗氧化剂之一。同其他维生素相比，维生素 E 的属性有些奇特，它在热、酸环境中相对稳定，但怕碱，对碱不稳定。维生素 E 是人体必需营养素之一，对身体影响很大。

营养功效

从维生素 E 又称生育酚就可以知道，维生素 E 对生殖具有重要作用。它可以促进性激素分泌，提高女性雌激素浓度，保持男子精子活力和数量。维生素 E 还有很强的抗氧化作用，可改善血液循环，延缓细胞衰老，使皮肤光泽、有弹性。

维生素 E 还是一种很重要的血管扩张剂和抗凝血剂，可以使末梢血管扩张，抑制血小板聚集，预防或降低心肌梗死和脑梗死的危险。

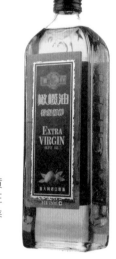

橄榄油素有"液体黄金"之称，维生素 E 就是橄榄油众多营养成分中的一种。

建议摄入量

不同人群	推荐日摄入量
幼儿	3 毫克
儿童	4~7 毫克
少年	10 毫克
成人	14 毫克
孕妇或哺乳期女性	14 毫克

获取渠道

维生素 E 主要存在于植物性油脂中，谷类、坚果、绿叶蔬菜和种子的胚芽中也含有一定量的天然维生素 E。葵花子、核桃、花生、芝麻、橄榄、玉米、大豆、油菜子都是富含维生素 E 的代表性食物，尤其是玉米胚芽、小麦胚芽等。

绿叶蔬菜中菠菜、甘蓝、圆白菜、莴苣中也含有少量维生素 E。

身体缺乏维生素 E 的信号

• 皮肤衰老速度明显加快。
• 脂褐素出现。脂褐素是一种出现在脂肪粒后的黄褐色斑点，它的出现意味着细胞疲劳过度。
• 免疫力下降，总是感觉身体很疲劳。
• 头发干枯、分叉，没有光泽。

花青素

花青素又称花色素，是一种水溶性天然色素，可以随着细胞液的酸碱度改变颜色。细胞液呈酸性则偏红，细胞液呈碱性则偏蓝。花青素是构成花瓣和果实颜色的主要色素之一，水果、蔬菜、花卉等五彩缤纷的颜色大部分与之有关。花青素存在于植物细胞的液泡中，可由叶绿素转化而来。在植物细胞液泡不同的 pH 条件下，使花瓣呈现五彩缤纷的颜色。

营养功效

花青素为人体带来多种益处。花青素是一种强有力的抗氧化剂，它能够保护人体免受自由基的损伤。花青素还能够增强血管弹性，改善循环系统和增进皮肤的光滑度，抑制炎症和过敏，改善关节的柔韧性。

花青素有助于预防多种与自由基有关的疾病，包括癌症、心脏病、过早衰老和关节炎；花青素可通过防止应激反应和血小板凝集来减少心脏病和中风的发生；花青素还可以帮助降低感冒的次数并缩短持续时间。

建议摄入量

由于花青素对人体的作用近些年才得到重视，所以目前还没有机构或单位给出相对科学的建议摄入量。但研究发现，每天摄入 30~50 克蓝莓的人群，患心脑血管疾病的概率大大降低，视力也维持得更好。每天吃一个紫薯或 1/4 个紫甘蓝也能起到相同的作用。

获取渠道

花青素类色素广泛存在于所有深红色、紫色或蓝色的蔬菜和水果中，如黑枸杞、葡萄、黑莓、无花果、樱桃、甜菜根、茄子、紫薯、紫土豆、血橙、紫甘蓝、蓝莓、红莓、草莓、桑葚、山楂、紫苏，以及黑（红）米等。

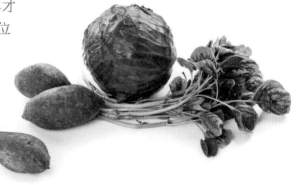

100 克紫土豆中，含花青素 100 毫克，既可做配菜，又可做特色菜肴。

碳水化合物

碳水化合物是人体能量的重要来源，又称糖类化合物，是自然界存在最多、分布最广的有机化合物。食物中的碳水化合物根据吸收率，可分为人体可以吸收利用的单糖、双糖、多糖，以及人体不能消化的无效碳水化合物。

营养功效

碳水化合物是生命细胞结构的主要成分和主要供能物质，参与细胞的组成和多种活动，有调节细胞活动的重要功能，还具有提高人体免疫力和增强肠道功能的作用。若碳水化合物摄入不足，可能导致全身无力、疲乏，产生头晕、心悸、脑功能障碍等情况。当然，若碳水化合物摄入过多，它就会转化成脂肪贮存于体内。

建议摄入量

人体摄入碳水化合物量应占总热量的60%~65%，而每人每天摄入的热量个体差异较大，年龄、体重、劳动强度、健康状况，以及气候变化都会影响热量的摄入。此外，富含碳水化合物的食物种类众多，不同食物提供的热量比例不同，因此很难准确确定每天碳水化合物的摄入量。

大米中的碳水化合物主要是淀粉，消化吸收率非常高。

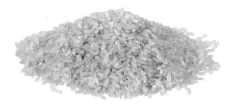

不过，根据经验，成人平均每天摄入富含碳水化合物的主食量，应保持在500克以下，以250~400克为宜。

获取渠道

碳水化合物在自然界中分布最广，主食中米、面都含有丰富的碳水化合物；蔬菜中红薯、土豆、胡萝卜，水果中甜瓜、香蕉、甘蔗、葡萄等都是典型的富含碳水化合物的食物。

碳水化合物和减肥的"亲密"关系

碳水化合物摄入过量的最直接后果就是肥胖，所以很多爱美的人士和减肥人士对碳水化合物总是避之不及，难免掉入了碳水化合物限制过度的陷阱。

碳水化合物作为身体能量的主要来源之一，是人体每天必需的营养物质。过度限制碳水化合物摄入，势必要提高蛋白质、脂肪的能量分配比例，可能会增加患心脑血管疾病的概率。若是在限制碳水化合物基础上，限制蛋白质、脂肪摄入，可能会引起体能下降、免疫力下降，减肥就得不偿失了。

因此，科学而合理地减肥应合理摄入碳水化合物，并科学调整碳水化合物、蛋白质、脂肪的摄入比例。

矿物质

矿物质在生物学上称为无机盐，是人体内无机物的总称。矿物质与维生素一样，是人体必需的元素，而且人体无法自己产生、合成，需要通过食物摄入。人体中所含的矿物质元素有60多种，其中21种为人体营养必需。在21种人体必需矿物质中，钙、镁、钾、钠、磷、硫、氯元素含量较多，被称为宏量元素；其他元素如铜、铁、锌、硒等人体含量较少，被称为微量元素。

建议摄入量

人体中所含矿物质元素种类很多，人体对不同种类元素的需求不同，所以日摄入量也不同。总体上说，宏量元素每天所需多一些，尤其是钙、镁等，需要有技巧地摄入含量高的食物，必要时还需要额外补充，而微量元素基本可以从饮食中摄入。

营养功效

矿物质在生理上发挥着重要功能。它是构成机体组织的重要原料，也是多种酶的活化剂、辅因子和组成部分，维持着机体的酸碱平衡，以及神经、肌肉兴奋性和细胞膜的通透性。

若人体矿物质摄入不足，则体内各种酶、细胞无法正常工作，会给身体健康带来非常大的伤害。同样，若摄入矿物质过多，也会造成中毒情况。因此，矿物质的摄入一定要科学、合理。根据矿物质在食物中的分布、吸收特点，我国人群比较容易缺乏的元素为钙、铁、锌、碘和硒。

获取渠道

矿物质种类众多，分布极广，新鲜蔬果、水、调味料中都含有矿物质。

钙是一种分布较为广泛的营养素，乳类及乳制品、豆类、肉类、禽蛋、水果中都含有丰富的钙质。

钠主要存在于食盐中。现代人基本不会出现钠缺乏的情况，相反，钠的过量摄入已经成为健康的重要问题。

钾存在于乳制品、瘦肉、动物内脏、香蕉等食物中。

一般来说，微量元素则存在于新鲜蔬菜、水果中，只要保证每天都摄入新鲜的蔬菜、水果，基本上可以保证微量元素的供应。

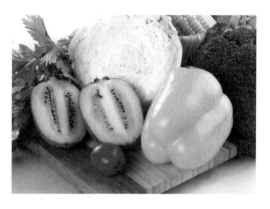

钙

钙是人们非常熟悉的矿物质元素之一，由于钙在人体中的重要作用，补钙的观念早已深入人心。钙约占身体体重的 2%，几乎占了体内矿物质质量的 40%。人体中的钙大多分布在骨骼、牙齿中，这部分的钙占体内钙总量的 99%，剩下的钙则分布在血液、细胞间液及软组织中。

营养功效

钙是人体骨骼成长、发育的必需原料，还是人体内 200 多种酶的激活剂，它参与神经、肌肉的活动和神经递质的释放，可使神经和肌肉降低兴奋性；钙能调节激素分泌，维护人体酸碱平衡，而血液凝固、肌肉的活动，以及细胞黏附都需要钙。此外，钙与钾、镁等元素协调作用，可调节心律、降低心血管的通透性。

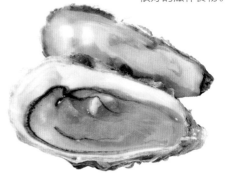

牡蛎中钙、锌含量丰富，是备育男性很好的滋补食物。

建议摄入量

不同人群	推荐日摄入量
0~1 岁	300~400 毫克
1~3 岁	600 毫克
4~10 岁	800 毫克
11~18 岁	1000 毫克
成年人	800 毫克
孕晚期孕妇或哺乳期女性	1200 毫克

获取渠道

钙存在于各种食物中，牛奶及乳制品如牛奶、奶酪、酸奶、奶粉、瘦肉、各种鱼肉、虾皮、河蚌、牡蛎，以及植物性食物中的豆类及豆制品、坚果，白菜、油菜、甘蓝中都含有丰富的钙。

补钙需要"吃""动"结合

要想让身体获得完美钙质，仅从食物中摄取还不够，还需要多做运动。运动时牵拉肌肉，刺激骨骼，加快血液循环和新陈代谢，能促进骨骼对钙的吸收，减少钙质流失。只有食物和运动结合，身体才能更好地获得钙质。

此外，要想让身体更好地吸收钙质，还应多到户外晒太阳。太阳中紫外线可以促进体内活性维生素 D 合成，进而促进钙质吸收。

硒

硒是人体必需的矿物质营养素，人体无法合成，需要从食物中摄取。人体中硒的总含量在 6~20 毫克之间。硒是一种抗氧化酶的重要组分，在人体中担负着强抗氧化的作用。

营养功效

硒存在于身体各组织器官和体液中，对提高机体免疫力，预防癌症有着非常重要的作用。硒能组成体内抗氧化酶，清除体内自由基，排除体内毒素；能保护细胞膜免受氧化损伤，保持细胞的通透性。它还是维持心脏正常功能的重要元素，对心脏有保护和修复的作用；还可以防止胰岛 B 细胞氧化，促进糖分代谢，可降低血糖、尿糖，改善糖尿病患者的症状。

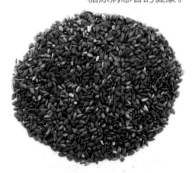

黑芝麻中硒含量相当高，有调节糖代谢的作用，有益于糖尿病患者的健康。

建议摄入量

不同人群	推荐日摄入量
婴儿	15 微克
幼儿	20 微克
成年人	50 微克
孕妇及哺乳期女性	50~65 微克

获取渠道

天然食物中含有丰富的硒，海鲜和植物种子，尤其是芝麻中含有丰富的硒。动物性食物中含有丰富的硒，而大多数水果和蔬菜中硒含量都很少，只有大蒜的含硒量稍高一些，每 100 克大蒜中含有 14 微克硒。

硒在食物中的含量符合高蛋白质食物含量高，低蛋白质食物含量低的规律，按照含硒量高低的顺序是动物内脏、海产品、鱼、蛋类、肉、蔬菜、水果。

身体缺乏硒的信号

一般饮食正常，无严重的偏食、挑食情况，身体是不会缺乏硒元素的。但若在正常范围内偏低，身体就会发出缺硒的信号，如免疫力下降，伴随维生素缺乏状态等。硒元素很少单独缺乏，常伴随维生素、铁等元素缺乏症状。

铁

铁是血红蛋白的重要组成物质，成人体内铁的总质量可达 4~5 克，其中大多以血红蛋白和肌红蛋白形式存在，多余的铁则以铁蛋白的形式储存在肝、脾、骨髓中。

营养功效

在人体中，血液中的血红蛋白和铁是一对"完美搭档"，担负着固定氧和输送氧的功能。铁在代谢过程中可反复被利用，人体缺铁会引起贫血症。只要不偏食，没发生过大出血情况，成年人一般不会缺铁。

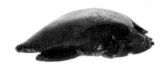

获取渠道

动物性食物如猪肝、猪血、鸭血，以及植物性食物如大豆、蘑菇、木耳、芝麻，都含有丰富的铁元素。另外，海带、紫菜也是富含铁的代表性食物。

身体缺铁的信号

• 全身乏力，无精打采，早上不想起床而晚上辗转难眠。

• 情绪易波动、郁闷不乐，常突然情不自禁地流泪哭泣。

• 记忆力减退、注意力不集中，或有贫血症状，但检查却仅显示血清铁偏低。

锌

锌是生长发育、智力发育必需的微量元素，是胰脏制造胰岛素必需的元素，可促进身体发育，有助于性器官的发育以及伤口愈合，可以保护皮肤健康。

营养功效

锌是免疫器官胸腺发育的营养素，充足的锌可有效保证胸腺发育，它还可以促进维生素 A 的吸收，保护眼睛。锌可维持男性正常的生精功能。它在大脑生理功能调节方面也起着非常重要的作用，会影响神经系统的功能和结构。锌能促进人体生长发育，对儿童、青少年的生长、发育异常重要。

获取渠道

一般贝壳类海产品、红色肉类以及动物内脏都是锌非常好的来源，谷类胚芽、麦麸以及坚果类食物也含有丰富的锌。儿童或青少年需补锌时，应多吃虾、蛤蜊、牡蛎、花生、牛肉、羊肉，以及肝脏、肾脏等食物。

身体缺锌的信号

• 儿童厌食、偏食，指甲上有白色絮点。

• 免疫力下降，经常感冒、发热。

• 易患口腔溃疡。

• 伤口不易愈合。

• 青春期易生痤疮，且不易消除。

• 孕妇嗜酸，妊娠反应重。

膳食纤维

膳食纤维虽然不能被人体消化吸收，却是人体健康必不可少的，它发挥着重要的生理作用。膳食纤维是植物细胞壁的主要部分，有可溶解和不可溶解两种形态。这两种形态在人体健康中都发挥着重要作用。

营养功效

膳食纤维有"肠道清洁夫"的美誉，在保护消化系统健康方面扮演着重要角色，可预防胃肠道疾病，并维护胃肠道健康。

可溶解膳食纤维，可以帮助降低血液中的胆固醇，并且降低心脏疾病发生的危险。不可溶解膳食纤维可助消化，促进健康，能通过加速消化、排出废物来防治便秘，还能消除肠壁上的大量有害物质。

建议摄入量

中国营养学会按照居民饮食情况，提出低能量饮食者（每天摄入热量在7524千焦左右），需摄入膳食纤维25克；中等能量饮食者（每天摄入热量在10032千焦左右），需摄入膳食纤维30克；高能量饮食者（每天摄入热量在11704千焦左右），需摄入膳食纤维35克。生活中大多数人都处在中等能量饮食和高等能量饮食之间，每天需摄入膳食纤维量在30~35克之间。

获取渠道

膳食纤维主要来自于植物的细胞壁，在蔬菜、水果、粗粮、豆类及菌藻类食物中含量丰富。正确获取膳食纤维的方式就是广泛摄取未经过度加工的谷类，如糙米、小麦、燕麦、玉米等；水果，但不包括过滤果汁；粗纤维蔬菜，如芹菜、白菜、竹笋，以及未过度加工的豆类等。

可溶解性膳食纤维与不可溶解性膳食纤维

膳食纤维分为可溶解性纤维和不可溶解性纤维。可溶解性纤维是指可溶解于水，吸水膨胀，并能被大肠中微生物酵解的一类纤维，主要存在植物细胞液和细胞间质中，各种水果及油菜、白菜、大豆中所含的纤维素大多属于可溶解性纤维。可溶解性纤维有去除坏胆固醇、降压、降脂的作用。

不可溶解性纤维是指既不能溶解于水，又不能被大肠中微生物酵解的纤维，一般存在于植物的根、茎、干、叶、皮、红薯、莴苣、麦糠、芹菜、果皮中。不可溶解性纤维可润肠通便，促进肠道中的毒素排出，具有预防肠癌的作用。

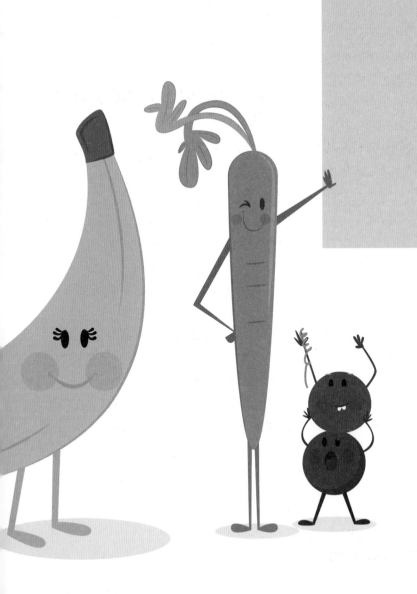

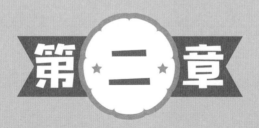

第二章

了解常见食物的营养

　　每一种食物都是独特的。食物所蕴含的营养，进入人体后对人体的作用方式，都有其独特之处。了解常见食物的营养价值，能让你更充分了解饮食，更好补充自己所需的营养。

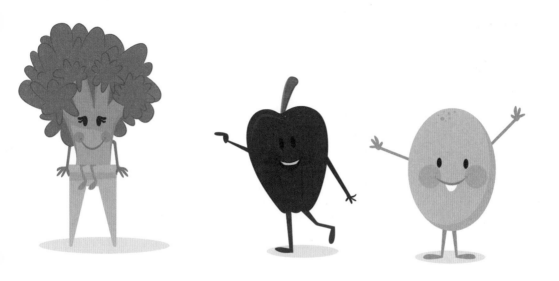

谷物、豆及豆制品类

　　谷物、豆及豆制品一直是餐桌上不可缺少的食物，在我国传统膳食中占有重要地位。谷类包括大米、小米、小麦、玉米、燕麦、高粱等，为人类提供了 60% 以上的热能、60% 以上的 B 族维生素，在人体健康中发挥着重要作用。

　　豆泛指能产生豆荚的植物，豆及豆制品素有"植物肉"之称，在饮食中，尤其是在素食中占有非常重要的地位。

营养功效

　　谷物、豆及豆制品是人体热能和植物蛋白的重要来源，谷类中碳水化合物大多是淀粉，易分解、消化，为人体提供 60%~65% 的能量。谷类中还含有丰富的 B 族维生素，在代谢以及酶化反应中有着重要的作用。

　　豆类可分为高蛋白、高脂肪的大豆类，以及高碳水化合物的绿豆、红小豆类，它们不仅为人体提供充分的植物蛋白和碳水化合物，还能调整人体脂肪代谢、增加免疫力、降低患病的概率。

建议摄入量

　　谷物是碳水化合物的主要供应者，通常以主食的形式表现，每天摄入主食量为：体重（千克）×5= 摄入主食量（克）

　　豆及豆制品虽然含有丰富的营养，但并不像主食那样成为每天不可缺少的食物部分，所以不必每天都吃。但有研究指出，每天摄入 25 克以上大豆，可以降低血液中胆固醇含量，能有效预防心血管病。半块豆腐就可以提供 25 克大豆蛋白。

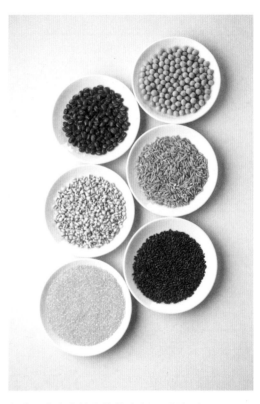

红小豆含丰富的 B 族维生素，可缓解疲劳、促糖分解，经常食用还能减肥。

每餐主食不应少于 100 克

谷类主食是造成身体肥胖的重要原因之一，很多人为了控制体重，就严格控制主食，甚至不吃主食，这种减肥方法对身体损害很大。

人体健康需要均衡的营养，所以，控制饮食要控制各种营养的比例和总和，而不是除去饮食结构中的某一种类，尤其是人体能量三大来源之一的主食。否则，伴随着体重降低，身体素质也会大大降低。

想要健康的身体，每餐主食不能少于 100 克，即使糖尿病患者也应如此。

五谷都是什么

生活中人们常说"五谷杂粮"，可是若细说五谷都是什么，很多人都说不清。历史上对五谷也有两种解释：《周礼》记载五谷为黍、稷、菽、麦、稻；《淮南子》记载的五谷却是麻、黍、稷、麦、豆。现在大多数人都取《周礼》之说，认为黍、稷、菽、麦、稻为五谷，其中黍原指黄米，现也包括玉米；稷为粟，指小米；菽即是豆。所以现在所称的"五谷"其实包含"六米"，即玉米、黄米、小米、麦、大米和豆。

大豆与大豆异黄酮

大豆及豆制品之所以受人喜爱，除了豆中含有丰富的蛋白质外，大豆异黄酮也是众多女性青睐它的原因。大豆异黄酮是大豆中一种类似于雌激素的物质，可以缓解女性因激素水平下降而出现的心情烦乱、皮肤变差等症状。

很多人担心大豆异黄酮会影响体内激素水平，事实上，每天一杯豆浆或半块豆腐所含的植物雌激素量不仅不会逆转身体的激素平衡，还能降低男性患前列腺的危险，平衡女性激素水平。

黑豆中含有的硒元素，能改善脂肪在血管壁上的沉积。

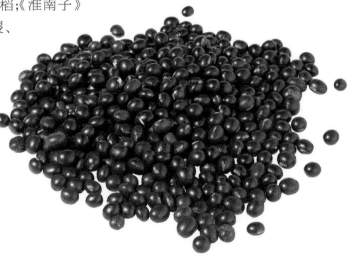

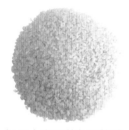

如果大米看着色泽较暗，表面有灰粉状，或有白道沟纹的米为陈米。陈米煮出后口感略差，维生素等营养略有流失。

大米

大米又称稻米，是人们餐桌上的主食之一。大米由稻谷脱壳后而得，含有丰富的碳水化合物及磷、钾等微量元素。大米种类很多，根据大米的"相貌"，可以分为籼米、粳米。籼米和粳米长得不同，味道也略有差异。

营养功效

大米可为人体提供必需的营养和能量，是人体B族维生素的重要来源，常适量食用有助于碳水化合物、蛋白质和脂肪在体内的代谢平衡，有助于控制体重，还能维持神经系统的正常功能。

合理搭配健康加倍

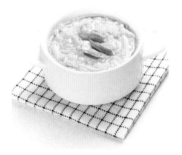

葱白大米粥：大米50克，葱白、白糖各适量。先煮大米，大米熟时把葱白段及白糖放入即可。风寒感冒时可趁热食用，每日1次。

大米莲藕汤：大米与含铁丰富的莲藕炖汤食用，有健脾、开胃、止泻、益血等功效，适用于年老体虚、食欲不振、大便溏薄等症。

萝卜大米饭：萝卜含有丰富的维生素C和钙，煮大米饭时放上一点儿，有止咳化痰、消食利膈、止消渴、消肿胀等作用，是老年人的理想主食。

食用宜忌

☑ 一般人均可食用，但糖尿病患者应控制每餐米饭的摄入量。

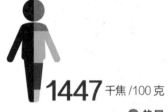

1447 千焦/100克

● 热量

☻**主要营养素**：碳水化合物、B族维生素、膳食纤维、维生素E、生物素、钙、磷、钾等。

籼米

籼米即是人们常说的"香米"，米粒呈细长形或长圆形，根据长度可以分为 7 毫米以上的特长型、6.6~7 毫米的长型、6.2~6.6 毫米的中型和 6.2 毫米以下的短型 4 种，市场上只分为长粒米和中粒香米。挑选籼米时，选择米粒细长而稍扁平，米质透明或半透明，腹白较小，质地较硬的比较好，这类籼米组织细密、油性较多，质量比较好。煮好后，米粒软韧有劲而不黏，口感细腻。

粳米

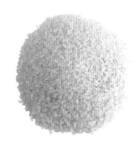

粳米的米粒一般呈椭圆形或圆形，颜色蜡白，呈透明或半透明，质地硬而有韧性。煮熟后的粳米略有黏性，泛着油润的光泽，吃起来柔软可口。粳米主要产于华北、东北和苏南等地。用粳米煮出来的粥饭比较绵软，有补脾胃、养五脏、壮气力的功效。

白米

白米即大多数人平时食用的大米，是糙米经过持续加工，只剩下胚乳的稻米。白米是经过了精磨后的产品，其营养价值略低于其他精制米。这类大米中丰富的 B 族维生素已经被"加工"掉，只剩下大量的碳水化合物、蛋白质以及某些矿物质，但煮出后口感软香、糯甜。

糙米

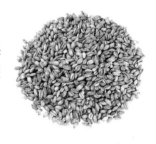

糙米是稻谷经过简单处理后的完整果实，基本完整地保持了大米的所有营养，若煮制时间比较短，则口感较差，有些粗粝。糙米可缓解餐后血糖快速升高，适宜糖尿病患者食用。

小麦

小麦是世界上产量仅次于玉米的第二大粮食产物，小麦磨成面粉后，可制成各种面点。小麦中营养成分因品种和环境条件不同，差别较大。因此，在挑选面粉时应注意产地。

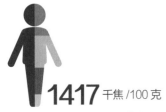

用小麦煮粥，有养阴、安神的作用。面粉是小麦的主要产物，也是人们最为熟悉的食材。

营养功效

小麦中含有丰富的淀粉、蛋白质、磷、钙，是人体碳水化合物、蛋白质的主要来源之一，经常食用可补养心气。小麦胚芽中富含维生素 E，可以调整血液中的激素水平，有预防乳腺癌、缓解更年期综合征的作用。

合理搭配健康加倍

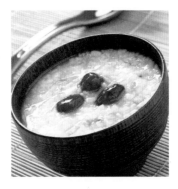

红枣小麦粥：可养心血、止虚汗、益气血、健脾胃，适宜于气血两亏，脾胃不足所致的心慌、气短、失眠。

大米小麦粥：大米与小麦一起煮粥，可养心神、止虚汗、补脾胃，适用于心气不足、失眠、自汗、盗汗及脾虚泄泻等症状。

山药小麦糊：将小麦和山药捣碎后加水煮成糊状，加蜂蜜调味，可暖胃健脾，适用于小儿脾胃虚弱者调养服用。

小麦红枣茶：小麦与补血安神的红枣搭配，可辅助治疗神经衰弱，并有效改善夜间睡眠不安的情形。

食用宜忌

☑ 面粉几乎适合所有人食用，学生常食可增加记忆力、提高智力；女性常食全麦制品，可缓解更年期症状。

1417 千焦/100克

● 热量

😊**主要营养素**：蛋白质、碳水化合物、维生素 B₁、维生素 E、膳食纤维、磷、钾、镁等。

小米

小米又称籼粟、白粱粟、硬粟，是粟去壳后得到的，颜色金黄，颗粒小巧，含有丰富的脂肪、蛋白质和维生素。小米中脂肪含量仅次于大豆，蛋白质和维生素含量高于大米，不过小米中缺乏一些人体必需的氨基酸。

营养功效

小米有滋阴养血、健脾消食之功效。小米中丰富的B 族维生素，可有效缓解消化不良，对口角生疮也有很好地预防作用。

小米中的色氨酸进入人体后，可转变为血清素，有助于养胃安眠。

熬小米粥时，表面漂浮着形如油膏的"米油"，可调养虚寒体质；焖小米饭时产生的锅巴，可消积止泻、补气健脾，对积食和小儿消化不良有非常好的效果。

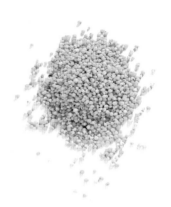

红枣小米粥是经典的产后营养餐，是养胃佳品。

合理搭配健康加倍

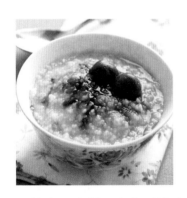

桂圆小米粥：桂圆可补血安神、健脾益智，与小米煮粥，再稍加点儿红糖，可起到补血养颜、安神益智的功效，适用于心脾虚损、气血不足、失眠健忘、惊悸等症。

酸枣仁小米粥：酸枣仁能宁心安神，小米可补脾养心。将酸枣仁微炒研末，与小米、蜂蜜一起煮粥食用，可补脾润燥、宁心安神，适用于饮食不香、大便干燥等症。

食用宜忌

✅ 小米有健脾益胃之功，老少皆宜，尤其适合产后虚弱的产妇，或有高血压、皮肤病、皮肤炎症的患者食用。

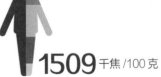

1509千焦/100克

● 热量

😊**主要营养素**：碳水化合物、B 族维生素、维生素 E、钙、磷、钾等。

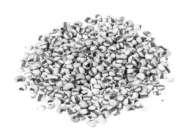

薏仁较难煮熟，煮前需用温水泡两三个小时。

薏米

薏米又称薏仁、薏苡仁、苡仁，是人们餐桌上常见的一种健康食物。薏米为宽卵形或长椭圆形，腹面有一条宽而深的纵沟，挑选薏米时，要选择米质坚实、饱满、色白的。

营养功效

薏米中含有丰富的矿物质和维生素，可促进新陈代谢，减少胃肠负担，增强肾功能，清热利尿；薏米中的硒能有效抑制癌细胞，经常食用可防癌。此外，薏米中还含有丰富的 B 族维生素和维生素 E，常食可保持皮肤光泽、细腻，还可以防治脚气。

合理搭配健康加倍

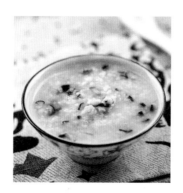

香菇薏米粥：香菇性平味甘，能够化痰理气，可以治风邪肆虐，活血化瘀；薏米可以健脾利湿、清热排脓，二者均为抗癌佳品，一起煮粥食用，是癌症患者的食疗佳品。

薏米粉解暑茶：将熟薏米粉 5 克泡在 500 毫升温开水里，代茶饮用，能降暑解渴、利水消肿、清热解毒，经常饮用，还具有营养头发、防止脱发，并使头发光滑柔软的功效。

食用宜忌

☑ 薏米可补虚抗癌，是老少皆宜的饮食佳品。

✗ 由于薏米有清热利尿功效，孕妇或有津液不足、大便燥结、尿频、滑精症状的人不宜多食。

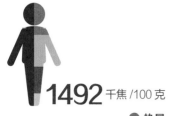

1492 千焦/100克

● 热量

😀**主要营养素**：蛋白质、碳水化合物、膳食纤维、磷、钾、维生素 A、B 族维生素、钙、镁等。

黑米

　　黑米是一种药、食兼用的糯米，米粒呈黑色或黑褐色，有"黑珍珠"和"世界米中之王"的美誉。黑米营养价值非常高，可煮粥、酿酒，也可制作各种营养食品。

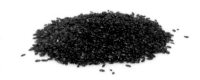

黑米所含的大多数营养都聚集在黑色皮层中，不宜进行精加工。

营养功效

　　黑米是糯米中的珍品，营养比普通米高很多。它含有的铜、锰、锌等矿物质比大米高 1~3 倍，而且含有丰富的维生素 C、花青素、叶绿素、胡萝卜素及强心苷等成分，可开胃益中、健脾暖肝、明目活血，对体质虚弱者有很好的调节作用。

合理搭配健康加倍

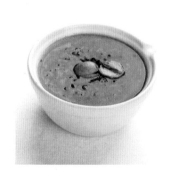

　　莲子黑米粥：莲子富含蛋白质、脂肪和碳水化合物，是营养丰富的滋补食物，与黑米煮粥，再适量添加花生、桂花，具有很强的补肝益肾、丰肌润发功效。

　　黑米鸡肉粥：鸡肉是磷脂的重要来源，可以帮助人体将血液中的脂肪和胆固醇排出体外。鸡肉多含不饱和脂肪酸，对预防心血管疾病有很好的效果，与黑米煮粥，效果更佳。

　　红枣黑米粥：红枣可补血养血，与黑米煮粥，如果再配以清热去火的菊花和助脾化湿的红糖，有健脾补血、清肝明目、保健防病、驻颜美容的作用。

食用宜忌

　　☑ 适合大多数人食用，尤其是女性和失眠患者。但消化不良者不宜吃未煮烂的黑米，否则会引发急性肠胃炎。

1425 千焦/100 克

● 热量

☺主要营养素：碳水化合物、B 族维生素、维生素 C、锰、锌、硒、钙、磷、铁、钾等。

燕麦

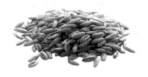

燕麦中蛋白质的氨基酸组成非常全面，是瘦身、降脂佳品。

燕麦的别名非常多，有雀麦、野麦、莜麦等多种称呼。它长得有点像小麦，但比小麦细长，是一种低糖、高营养、高能量的食物，曾被《时代周刊》评为世界第五健康食品。

营养功效

燕麦营养丰富，在膳食纤维、B 族维生素、维生素 E，以及氨基酸含量方面均高于其他粮食，而且燕麦粉中还含有人参才有的主要成分——皂苷，对身体健康非常有益。

燕麦中丰富的膳食纤维，能促消化，预防便秘；维生素可保持肌肤弹性，而丰富的皂苷可以调节人体肠胃功能，起到减肥降脂的作用。此外，燕麦中还含有丰富的矿物质，有预防骨质疏松、促进伤口愈合、防治贫血的作用。

合理搭配健康加倍

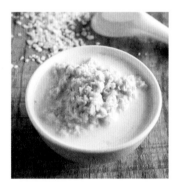

牛奶燕麦粥：此粥集牛奶与燕麦的营养精华于一体，含有丰富的蛋白质、膳食纤维、维生素、钙及多种微量元素。

小米燕麦莲子粥：小米和燕麦煮粥，再加点莲子，可增加各类维生素、矿物质的摄取量，是非常不错的减肥食谱。

食用宜忌

☑ 燕麦营养丰富，老少皆宜，尤其适宜糖尿病患者。燕麦中丰富的可溶性纤维可以降低血液中的血糖，有助于排出胆固醇，缓解糖尿病患者血糖持续升高的症状。

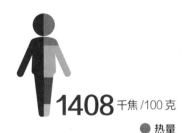

1408 千焦/100克

● 热量

😊**主要营养素**：膳食纤维、碳水化合物、B 族维生素、钙、磷、铁、钾、锌等。

荞麦

荞麦又称三角麦、花荞，果实呈三角形硬壳状，内有白色的荞麦粉。荞麦也是磨粉食用，其口感不如小麦面粉。

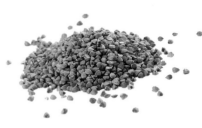

荞麦中含有芦丁物质，可软化血管，降低胆固醇。

营养功效

荞麦的营养物质含量丰富，有杀菌消炎、防治糖尿病、高血脂，降低人体胆固醇、软化血管、保护视力和预防脑血管出血的作用。荞麦中丰富的镁还能促进机体新陈代谢，促进人体纤维蛋白溶解，抑制凝血酶的生成，具有抗栓塞、解毒等作用。

合理搭配健康加倍

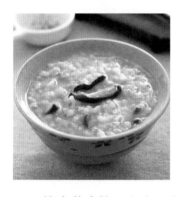

荞麦香菇粥：能消脂除腻、帮助消化，还能美白防衰老。

蛋羹荞麦糊：荞麦富含烟酸，鸡蛋含有色氨酸，二者搭配可提高体内烟酸的含量，有助于维持皮肤、消化系统和神经系统的健康。

蜂蜜荞麦饮：清肺止咳的蜂蜜与荞麦面搭配，用水调匀，饮服，有引气下降、止咳的功效。

食用宜忌

☑ 一般人均可食用，尤其适合食欲不振、糖尿病患者。

✗ 脾胃虚寒、消化功能不佳及经常腹泻的人不宜食用。

1354 千焦/100克

● 热量

😀主要营养素：B 族维生素、维生素 E、钙、磷、铁、镁、芦丁、黄酮、类胡萝卜素、氨基酸、烟酸等。

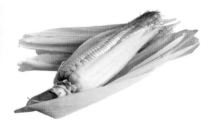

玉米

玉米又称玉蜀黍、苞米、包谷、棒子、粟米、番麦，含有丰富的蛋白质、维生素、脂肪、微量元素和糖等，经常出现于餐桌上，有长寿食品的美称。

营养功效

玉米除了含有丰富的碳水化合物、蛋白质、脂肪外，还含有丰富的镁、硒和谷氨酸。镁可舒张血管，防治缺血性心脏病；硒可以提高免疫力，防癌抗癌；谷氨酸能促进脑细胞活性，清除体内垃圾。经常食用玉米可预防高血压、冠心病，并能防癌抗癌。

玉米有健胃调中、益肺宁心、延缓衰老、润肠通便的作用，可治纳少乏力、胃部不适等症，是世界公认的"黄金作物"。

合理搭配健康加倍

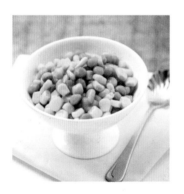

松子炒玉米：松子与玉米一起烹调，不但营养丰富，还可用于脾肺气虚、干咳少痰、皮肤干燥、大便干结等症状的辅助治疗。

玉米红豆粥：红豆可以利尿降压，与玉米搭配，非常适合中老年人及高血压患者。

食用宜忌

☑ 玉米味甘，性平，老少皆宜。普通玉米升糖指数不高，有降血糖的作用，适合糖尿病患者食用。

☑ 玉米所含维生素 A、维生素 E 和谷氨酸成分，可预防心脑血管疾病。

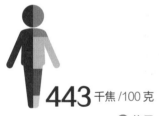

443 千焦/100克

● 热量

😊**主要营养素**：蛋白质、碳水化合物、磷、钾、硒、维生素 A、B 族维生素、谷氨酸、钙、镁等。

奇妙的玉米黄质素

玉米中含有一种叫玉米黄质素的物质，有强烈的抗氧化作用。玉米黄质素也是维生素 A 原之一，是视网膜中黄斑的重要组成部分，可预防眼睛免受紫外线的伤害，也可预防自由基对眼睛的伤害。玉米黄质素和叶黄素搭配，可很好地保护视网膜黄斑区，让视线更清晰、明亮，还能预防白内障。

水果玉米

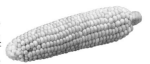

水果玉米又称蔬菜玉米或甜玉米，含有丰富的矿物质、维生素 A、B 族维生素、维生素 C、游离氨基酸和糖。水果玉米中的糖比西瓜还要多出 30%，吃起来清脆多汁，可生食，也可剥粒后清炒，特别甜、嫩。水果玉米中油酸含量可达 60% 以上，可减少胆固醇在血管中的沉积。

紫玉米

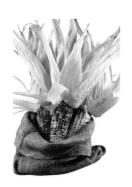

紫玉米又称黑玉米，因颗粒形似珍珠，有黑珍珠之称。紫玉米相对于普通的玉米，含有大量的多酚化合物和花青素，这两种成分有很好的防衰老、抗癌功效，因此深受人们的喜爱。

糯玉米

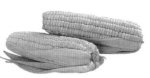

糯玉米又称蜡质玉米，因煮熟后黏软而富有糯性而得名。糯玉米中赖氨酸含量要比普通玉米高很多，因此比甜玉米口感更好，黏软清香，非常易于消化吸收。糯玉米可煮制后直接食用，也可剥粒后搭配红小豆、桂圆煮粥。

玉米须

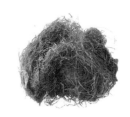

在中药里，玉米须又称"龙须"，性平，有广泛的预防保健用途。把留着须的玉米放进锅内煮，熟后把汤水倒出，就是龙须茶。龙须茶有降血脂、血压、血糖的功效，它还能利尿、消肿。

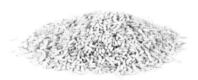

糯米中含有的糯米蛋白成分，对脾胃虚寒、腹胀有一定缓解作用。

糯米

糯米又称江米，是糯性的大米。米粒呈乳白色，不透明，煮熟后透明，黏性大，常被用来制作糕点、元宵、粽子、八宝粥，还可以用来酿酒。糯米营养丰富，有健脾养胃、补中益气的功效，是具有温补功效的食品。

营养功效

糯米有"脾之果"的美誉，能温暖脾胃、补益中气，经常食用，不仅滋补营养，而且可以养胃益气、补脾益肺、强壮身体。

糯米适用于脾胃虚寒，有食欲下降、尿频、汗虚症状的人。黑糯米还有开胃益中、明目活血、滑涩补精的作用。

合理搭配健康加倍

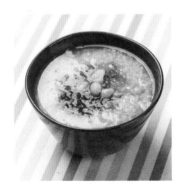

百合糯米粥：糯米中的铁与百合中的叶酸都有益于维持红细胞的正常，对于恢复肌肤血色很有帮助，非常适合贫血或容易感到疲劳者食用。

糯米莲子粥：糯米富含磷，与富含钙质的莲子一起煮食，钙与磷结合形成磷酸钙，可强健骨骼及牙齿，想要益气和胃、补养脾肺的人可以食用。

食用宜忌

☑ 慢性肠炎患者、孕妇可适量多吃糯米。糯米能温补，可辅助治疗肠炎，缓解孕妇腰腹坠胀、气短乏力的症状。

☒ 老年人、小孩、胃火实盛者少吃，因为糯米黏性大，不易消化。

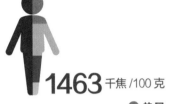

1463 千焦/100克

● 热量

😊**主要营养素**：碳水化合物、B族维生素、钙、磷、铁、钾等。

黄豆

黄豆又称大豆，含有丰富的蛋白质，常被加工制作成各种豆制品，是餐桌上常见的美味，有"植物肉"之称。

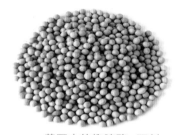

黄豆中的抑胰酶，可刺激胰岛素分泌，有调节血糖的作用。

营养功效

黄豆中40%的成分为蛋白质，且属于完全蛋白，还含有大量的卵磷脂，经常食用黄豆可改善大脑功能。黄豆中丰富的铁质，可预防贫血，提高细胞的新陈代谢，促使机体排出毒素，对皮肤干燥、头发干枯也很有好处。

黄豆中还含有丰富的皂角苷、蛋白酶抑制剂、异黄酮等成分，不仅可预防"三高"，对糖尿病有一定的疗效，还能抑制癌细胞生长。

合理搭配健康加倍

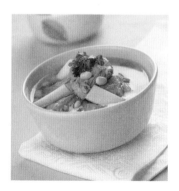

黄豆肉排汤：黄豆和猪肉搭配，可以提高蛋白质的营养价值，对补铁也有益。

黄豆玉米粥：玉米与黄豆都含有较多的膳食纤维，搭配食用能加强肠壁蠕动，促进排便，进而预防大肠癌。

茄子焖黄豆：茄子是为数不多的紫色蔬菜，富含维生素P，与黄豆一起吃，具有保护血管的作用，并可平衡营养。

食用宜忌

☑ 黄豆性平，老少皆宜，孕妇可适量多食，补充妊娠期间所需的钙和蛋白质，预防缺铁性贫血。

☒ 脾胃虚弱，易积食、腹胀者不宜食用。人体在分解黄豆中的物质时，易产生气体，会加重积食腹胀。

1630 千焦/100克

● 热量

😊主要营养素：蛋白质、亚油酸、钙、铁、磷、钼、膳食纤维、卵磷脂、异黄酮等。

红小豆

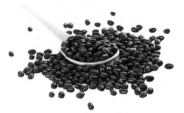

煮红小豆时加点白茅根，可增强利水作用，适用于水肿。

红小豆又称红豆、小豆、赤豆，常被用来煮粥，或者制作豆沙、豆包、粽子馅。挑选红小豆时，以粒紧、色紫、赤者为佳。

营养功效

红小豆中含有丰富的蛋白质、碳水化合物、膳食纤维，能为人体提供营养和能量，有改善便秘、利尿的作用，特别适合水肿患者食用，可用于心脏性和肾脏性水肿、肝硬化腹水、脚气病水肿及水肿型肥胖的辅助食疗。红小豆还能解酒、醒酒，可用于跌打损伤、血瘀肿痛的消炎解毒。

合理搭配健康加倍

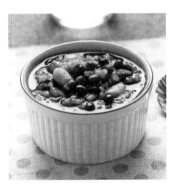

红小豆花生粥：具有润肺化痰、健脾和胃、滋养调气、补血养血、益智健脑的作用。

红小豆南瓜粥：南瓜是低热量食物，有润肤减肥的作用，与利尿消肿的红小豆搭配，可润肤、瘦身，还可辅助治疗感冒、胃痛等症。

红小豆鸡肉汤：红小豆能补肾滋阴、补血明目，鸡肉能温中益气、填精补肾，二者搭配，有活血、利尿、祛风、解毒的作用。

食用宜忌

☑ 一般人都可食用，尤其适合有水肿症状的人。红小豆可健脾胃、利水，有助于缓解水肿症状。红小豆有催乳之功效，适合产妇、哺乳期女性。

☒ 不适合有尿频症状的人食用。

1354 千焦/100克

● 热量

☺**主要营养素**：蛋白质、碳水化合物、膳食纤维、B 族维生素、维生素 E、钾、钙、铁、皂角苷等。

黑豆

黑豆又称乌豆，是大豆的一种，因表面黑色或灰黑色而得名。其实黑豆与黄豆长得非常像，椭圆形或类球形的"身材"，稍扁，一侧有淡黄白色的种脐，具有高蛋白、低热量的特点。

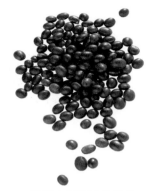

黑豆中的黑豆色素是一种生物活性物质，有明显的抗氧化作用。

营养功效

黑豆具有蛋白质含量高、质量好，脂肪熔点低、易于消化吸收的特点，常被当作钙、蛋白质的补充剂。肾虚的人可多食用黑豆，因为黑豆有解毒利尿、祛风除热、调中下气的作用，能缓解因肾虚而造成的腰酸、腰痛，还能乌发、明目。此外，黑豆富含膳食纤维和寡糖，有润肠通便的功效。

合理搭配健康加倍

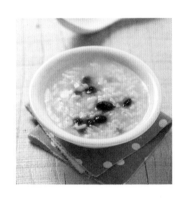

黑豆大米粥：大米或者任何一种谷类食物，都适合与黑豆煮粥，不但味道好，还可增加营养价值。

黑豆薏米粥：薏米能清热除湿，与黑豆搭配煮粥，可利尿消肿，适用于肾虚水肿，营养不良性水肿。

食用宜忌

☑ 黑豆有固本培元、防老抗衰、软化血管、滋润皮肤的功效，对高血压、心脏病有较好的疗效，特别适合中老年人食用。女性月经不调，也可通过食用黑豆得到改善。

☒ 消化不良者不宜多吃黑豆，否则会加重症状。

1676 千焦/100克

● 热量

🐛**主要营养素**：蛋白质、脂肪、碳水化合物、膳食纤维、灰分、钙、磷、铁、维生素E等。

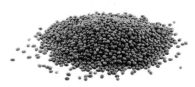

绿豆含有的球蛋白和多糖，可促进胆固醇分解，降低胆固醇吸收。

绿豆

绿豆是最常见的谷类食物之一，有清热去火的功效，常被用来煮粥，做绿豆汤、绿豆糕，发绿豆芽，有良好的食用价值和药用价值。

营养功效

绿豆中钾、磷以及维生素、蛋白质含量较高，有助于碳水化合物正常代谢，维持消化功能良好。绿豆中的矿物质，可降低血压、胆固醇，预防心脑血管疾病。

绿豆性寒、味甘，能清热解毒、活血化瘀，可治疗各种水肿，并有抗过敏功效。夏季食用绿豆制品，可清凉解暑、和中解毒。用绿豆皮制作枕芯，还有清心明目、降压的功效。

合理搭配健康加倍

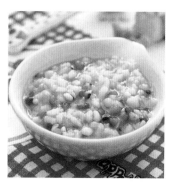

绿豆薏米粥：绿豆和薏米都富含维生素 B_1，一起煮粥食用，可改善肤质，辅助治疗脚气病。

绿豆芹菜汤：芹菜富含膳食纤维、蛋白质、钙和铁，与绿豆搭配具有增进食欲、促进血液循环、利大小便、降血压降血脂的作用。

绿豆南瓜汤：不仅能解毒清热，还能延缓糖尿病患者餐后血糖上升。

食用宜忌

☑ 绿豆有降压、清热的功效，特别适合高血压患者、体质偏热的人食用。

☒ 脾胃虚弱者和正在服药的人，不宜食用绿豆及其制品，因为绿豆会加重脾胃虚弱的症状，降低药效。

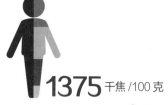

1375 千焦/100克

● 热量

😀**主要营养素**：蛋白质、碳水化合物、膳食纤维、钙、铁、维生素 A、维生素 B_1、维生素 B_2、维生素 E 等。

豆腐

豆腐是流传最为广泛的豆制品之一，在我国已有2000多年的历史。豆腐是高蛋白、低脂肪的食物，有降压、降脂、降胆固醇的作用，品种多样，生熟皆可，老幼皆宜，是养生的美食佳品。

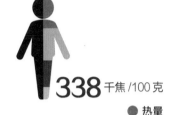

豆腐以及制品，品种全风味多，烹调制作方便简单，老幼皆宜。

营养功效

豆腐中含有丰富的蛋白质、钙、铁、磷、镁和其他人体必需元素，易消化吸收，可促消化，对牙齿、骨骼的生长发育非常有益。此外，豆腐中还含有丰富的植物雌激素，是女性护肤、防衰老的佳品。

北豆腐

北豆腐是豆浆煮开后加入盐卤，并除去水分而形成的，质地密实，呈乳白色或淡黄色，有醇厚的豆腐香味。北豆腐中含有丰富的碳水化合物、蛋白质、钙，能提高人体免疫力，降低血压。

内酯豆腐

内酯豆腐是指用葡萄糖酸内酯为凝固剂生产的豆腐，蛋白质含量更高，保水率也高，质地更加细腻肥嫩。不过，内酯豆腐中钙含量要比普通豆腐低。

南豆腐

南豆腐是指使用石膏作为凝固剂的豆腐，质地嫩滑，色泽更白。常用来凉拌，当作小吃。含有丰富钙质，是补钙佳品。

食用宜忌

✅ 豆腐有温补之功，一般人群都适合食用，尤其是身体虚弱、营养不良、气血双亏、年老羸瘦者。

❌ 豆腐中嘌呤含量较高，痛风患者不宜多吃。

338 千焦/100克

● 热量

😊主要营养素：蛋白质、维生素 B_1、维生素 B_2、维生素E、钙、镁、铁、锌、钾等。

蔬菜类

蔬菜是人们日常饮食中必不可少的食物之一，担负着为人体提供必需维生素和矿物质的重任。据统计，人体所需 60% 的维生素 A、90% 的维生素 C 都来自蔬菜。蔬菜中含有丰富的植物化学物质，如类胡萝卜素、花青素等，对人体健康非常有益。

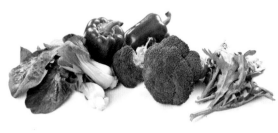

营养功效

蔬菜种类众多，不同蔬菜中营养素含量不同，对人体所起的作用也不同。但总体来说，蔬菜可以帮助人体解决大量的自由基问题，是维持人体活力的重要物质。蔬菜中的维生素、矿物质以及植物化学物质、酶等都有显著的抗氧化作用，能对各种疾病起预防作用。

建议摄入量

成年人每天宜摄入 500 克左右的蔬菜。其中深色蔬菜应占蔬菜总摄入量的 50%，即 250 克。一般来说，深色蔬菜中，维生素 C、维生素 B_2、胡萝卜素等营养含量较高。深色蔬菜通常包括深绿色蔬菜、红色蔬菜、橘红色蔬菜、紫红色蔬菜等。

蔬菜中包括薯类，如土豆、红薯、芋头等，含有丰富的碳水化合物，食用较多时，宜适当减少主食摄入，以免能量摄入过多。

深绿色蔬菜

常见深绿色蔬菜有油菜、菠菜、青椒、茼蒿、西蓝花等。深绿色蔬菜中含有丰富的叶绿素和抗氧化物质，有很强的抗氧化作用，可预防白内障，保持皮肤光泽、有弹性。深绿色蔬菜有怕高温的特点，最好生吃。如果烹调，应该大火快炒。

黄色或橘红色蔬菜

常见黄色或橘红色蔬菜有南瓜、黄甜椒、胡萝卜、红薯等。橘红色蔬菜含有丰富的维生素 C 和天然黄色素，能抗氧化，延缓衰老。但长期大量食用，可能会导致胡萝卜素摄入过量，皮肤变橙的危险。黄色或橘红色蔬菜含有大量的胡萝卜素和天然黄色素，具有强抗氧化性。

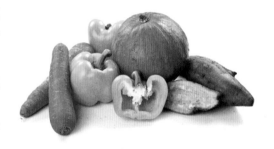

红色蔬菜

常见红色蔬菜有西红柿、红辣椒、红萝卜等。红色蔬菜中含有丰富的胡萝卜素、花青素，可预防动脉硬化、癌症，能延迟衰老，预防老年眼部疾病。红色蔬菜多含有番茄红素、辣椒红素、玉米黄质等物质，能清除自由基。

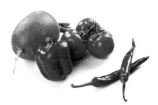

紫红色蔬菜

常见紫红色蔬菜有紫甘蓝、红苋菜、紫薯等。紫红色蔬菜含有丰富的花青素，有增强血管弹性，改善循环系统和增进皮肤光滑度的作用，还能抑制炎症和过敏，提高关节的柔韧性。紫红色蔬菜往往含有丰富的花青素，可增强血管弹性，改善血液循环。

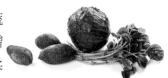

有机蔬菜

有机蔬菜是指蔬菜在生长、生产过程中，严格按照有机生产规程，不使用任何化学合成的农药、肥料、除草剂、生长调节剂等物质，不使用基因工程生物及其产物，并经过有机食品认证机构鉴定认证的蔬菜。有机蔬菜中的类黄酮成分会相应增加，对"三高"人群非常有益。

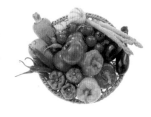

绿色蔬菜

绿色蔬菜是指在蔬菜产品的农药等残留物指标，低于国家或国际规定标准的蔬菜，常见有 A 级和 AA 级之分。AA级级别更高，标准更接近有机蔬菜。

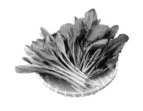

无公害蔬菜

无公害蔬菜是指蔬菜中有害物质，如重金属、药物残留、亚硝酸盐等含量在国家允许范围内。

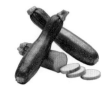

白菜

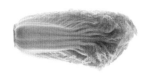

白菜味甘，性微寒，入胃、大肠经，有养胃生津、除烦解渴、利尿通便、清热解毒等功效。

白菜通常指大白菜。白菜种类很多，有青麻叶大白菜、高桩、大毛边、娃娃菜等。白菜可炒食、做汤、腌制，是人们餐桌上必不可少的美蔬。

营养功效

白菜含有丰富的膳食纤维，能促进肠胃蠕动，缓解便秘，有助排毒；它还含有丰富的维生素和水分，能去火、清热，降低体内胆固醇，增加血管弹性，有养胃生津、预防心血管疾病的功效。常吃白菜可护肤、养颜。

合理搭配健康加倍

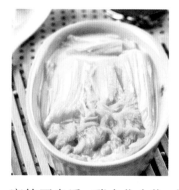

牛奶炖白菜：牛奶和大白菜都含有丰富的钙和磷，搭配食用形成的磷酸钙，可预防骨质疏松、肌肉抽筋等症状。

白菜炖鲤鱼：白菜清热润燥，与营养丰富的鲤鱼炖着吃，不但能提供丰富的蛋白质、碳水化合物、维生素 C 等多种营养成分，对妊娠水肿也有很好的辅助治疗功效。

猪瘦肉炒白菜：白菜中的维生素 C 与瘦肉中的蛋白质结合，有助于合成胶原蛋白，可预防黑斑和雀斑，还可美白肌肤、消除疲劳。

食用宜忌

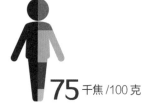

75 千焦/100克

● 热量

☺**主要营养素**：膳食纤维、碳水化合物、B 族维生素、维生素 C、钙、钾、铁、钼、硒、锌等。

☑ 白菜味甘，老少皆宜。胃肠不适及容易腹胀的人尤其宜食。

☒ 胃寒气虚者和腹泻者应尽量少吃。

白菜根也有营养

白菜根又称白花草，味甘，性微寒，富含胡萝卜素、B 族维生素、维生素 C、粗纤维以及蛋白质，有清热利水、解表散寒、养胃止渴的功效。将白菜根洗净，切片与生姜、葱白等煎汤服用，可治疗感冒初期恶寒发热、胃热阴伤。

青麻叶大白菜

青麻叶大白菜包心呈圆形直筒形状，而不是圆形球心；叶子竖直向上生长。青麻叶大白菜帮薄，纤维少，叶柔嫩，可炒、炖、凉拌、腌制，味道鲜美。

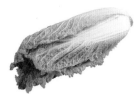

高桩型白菜

高桩型白菜非常常见，通常吃火锅时见到的嫩黄的、大叶的白菜都是高桩型白菜。高桩型白菜帮短而脆、叶大，吃起来很甜，有散叶的，也有包心的，常被用来清炒、醋熘、涮火锅。

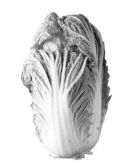

娃娃菜

很多人以为娃娃菜是白菜的"幼儿"时期，事实上，娃娃菜也是真正的白菜，营养与白菜相差无几。娃娃菜菜帮薄甜嫩，味道鲜美，常被用来制作上汤。娃娃菜味甘，性微寒，有养胃生津、除烦解渴、清热解毒的功效。

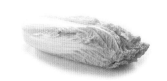

小白菜

小白菜又称油白菜、青菜，所含营养价值与白菜相似，但矿物质，尤其是钙，以及维生素含量要远远高于白菜。小白菜一般人都可食用，尤其适合于肺热咳嗽、便秘、缺钙者食用。但小白菜性凉，脾胃虚寒者不宜多食。小白菜可清炒，也可与蘑菇、竹笋等拌炒，有利于减肥。

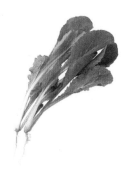

油菜

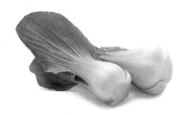

油菜最好现做现吃，烹制时宜大火快炒。

油菜也称油白菜，颜色深绿，菜帮很像白菜，叶片较厚、质地脆嫩，富含多种营养素，尤其是维生素 C，吃起来苦中带甜。

营养功效

油菜含有丰富的维生素和矿物质，能增强机体免疫力，有降脂化瘀、排毒防癌的作用。它含有的植物激素能促进酶的形成，对进入人体的致癌物质有吸附排除作用，所以有防癌功能。油菜还能增强肝脏的排毒机制，具有解毒消肿的作用。

合理搭配健康加倍

油菜炖豆腐：油菜含有丰富的膳食纤维，与豆腐中丰富的植物蛋白相结合，有生津润燥、清热解毒、润肺止咳的功效。

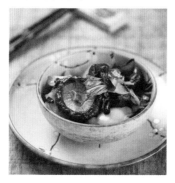

香菇炒油菜：香菇和油菜都富含膳食纤维，可缩短食物在胃肠道中停留的时间，促进肠道代谢，减少脂肪堆积，防治便秘。

鸡肉油菜汤：此汤可强化肝脏、美化肌肤，非常适宜体型肥胖者及高血压、冠心病、脑血管病、骨质软化等患者食用。

食用宜忌

☑ 油菜有促进血液循环、散血消肿的作用，可辅助治疗孕妇产后血瘀腹痛。习惯性便秘患者可多吃油菜，因为油菜具有畅通肠道的作用，可加速体内宿便的排出。

☒ 油菜为发物，皮肤病患者忌食。

104 千焦/100克

● 热量

🐼**主要营养素**：蛋白质、膳食纤维、钙、钾、铁、维生素A、B族维生素、维生素C等。

菠菜

菠菜又称红根菜、鹦鹉菜，根、茎、叶皆可食用，叶柔嫩多汁，营养丰富，味道鲜美。

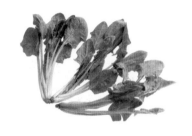

菠菜中所含的丰富膳食纤维，对便秘、痔疮有一定疗效。

营养功效

菠菜可润肠通便，促进毒素排出。它还含有丰富的维生素 B_1、维生素 B_2，能促进体内脂肪与蛋白质的代谢，增强人体的抵抗力，加强抗病毒能力。此外，菠菜还能促进胃消化及胰腺分泌。

合理搭配健康加倍

菠菜猪肝汤：猪肝和菠菜均富含叶酸、铁等造血原料，二者搭配，是防治老年贫血、降低脑卒中危险的食疗良方。

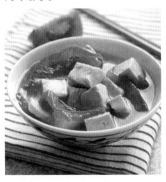

蒜蓉菠菜：菠菜中含有丰富的维生素 B_1，与含有大蒜素的大蒜搭配食用，可消除疲劳、保护皮肤、集中注意力。

鸡蛋炒菠菜：菠菜中的钙含量高于磷含量，搭配磷含量高于钙的鸡蛋，有助于人体达到钙与磷的摄取平衡。

食用宜忌

☑ 一般人均可食用，尤其是老年人和便秘、高血压、糖尿病患者。

☒ 由于菠菜中含有大量草酸，脾胃虚寒、腹泻者，以及肾结石患者应少吃。

要去除菠菜中草酸，可在烹饪前，先将菠菜焯一下。

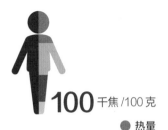

100 千焦/100克

● 热量

🍴 **主要营养素**：蛋白质、膳食纤维、类胡萝卜素、钙、磷、钾、铁、维生素A、B族维生素、维生素C等。

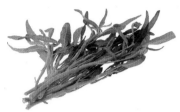

空心菜是典型的碱性食物，适当食用可预防肠道内菌群失调。

空心菜

空心菜又称蕹菜、通心菜、蓊菜，因茎梗中空而得名。空心菜是一种碱性食物，富含纤维素，经常食用对肠道有益。

营养功效

空心菜含有钾、氯等可调节水液平衡的元素，食用后可降低肠道的酸度，预防肠道内的菌群失调，对防癌、调节胃肠功能、调整人体的酸碱平衡均有益处。它还含有丰富的膳食纤维，可代谢胆固醇，促进肠胃蠕动，有降脂减肥、杀菌消炎的功效。

合理搭配健康加倍

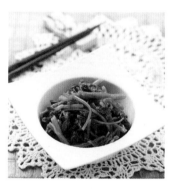

空心菜炒鸡爪：鸡爪含有丰富的胶原蛋白，空心菜则含有大量膳食纤维，二者同食，有清热解毒、利尿消肿的功效。

白萝卜空心菜汁：连根空心菜和白萝卜一同榨汁，以蜂蜜调服，能治疗肺热出血、鼻出血等症。

凉拌空心菜：具有清热、凉血、利尿的功效。

食用宜忌

☑ 空心菜含有胰岛素样成分，对糖尿病患者保持血糖平稳有益处。

☒ 由于空心菜性寒滑利，体质虚弱、脾胃虚寒、腹泻者不宜多食。

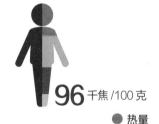

96 千焦/100克

● 热量

😊 **主要营养素**：蛋白质、碳水化合物、膳食纤维、维生素A、维生素C、钙、钠、钾等。

茼蒿

茼蒿又称蓬蒿，茎叶嫩时可食用，有蒿的清香，吃起来口味清甜、鲜香嫩脆，有温脾养胃、化痰利气的作用。

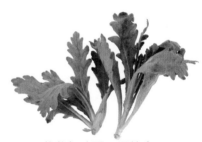

茼蒿与鸡蛋一同炒食，可以提高维生素 A 的吸收利用率。

营养功效

茼蒿含有铁，可补血活血、调经止痛、润肠通便；可以养心安神，润肺补肝，稳定情绪，预防记忆力减退；茼蒿含有特殊香味的挥发油，有助于宽中理气、消食开胃、增加食欲，对头晕眼花、心慌失眠有很好的疗效。

茼蒿还能调节体内水液代谢，有通利小便、消除水肿、稳定情绪、降压补脑的作用。

小叶茼蒿：小叶茼蒿又称蒿子秆，叶狭小、薄，茎嫩、甘甜，纤维多，香味浓，适合清炒、涮火锅。

大叶茼蒿：大叶茼蒿又称板叶茼蒿、圆叶茼蒿，叶很宽大，嫩枝短而粗，常被用来涮火锅。

合理搭配健康加倍

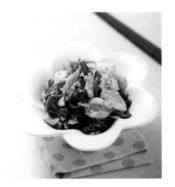

茼蒿炒鸡蛋：茼蒿含有丰富的维生素、胡萝卜素以及多种氨基酸，与鸡蛋一起炒食，可以提高维生素 A 的吸收利用率，对各种眼部疾病很有帮助。

蒜蓉茼蒿：茼蒿与大蒜搭配食用，清淡爽口，低脂低热，很适合减肥人士食用，还有开胃健脾、降压补脑的功效。

食用宜忌

☑ 老少皆宜，尤其适合便秘、口臭者，以及高血压患者和冠心病患者。

☒ 脾胃虚寒、便溏、腹泻者不宜食用。

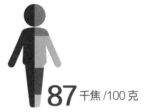

87 千焦/100克

● 热量

🍴**主要营养素**：蛋白质、脂肪、碳水化合物、膳食纤维、维生素 A、胡萝卜素、钙、磷、铁、钾、钠、镁等。

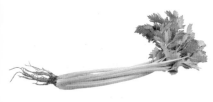

芹菜

芹菜是一种含有特殊香味的蔬菜，富含膳食纤维，是餐桌上常见的蔬菜种类，可清炒、做馅、凉拌等。

取新鲜芹菜 500 克或芹菜根 60 克，洗净，用水煎服。每日 1 剂，饮用 10 天，可治高血压。

营养功效

芹菜叶柄肥嫩，营养丰富，有增进食欲、清肠利便的功效；芹菜含有利尿的有效成分，可消除体内水、钠潴留，有利尿消肿的功效；它还含有大量的膳食纤维，可刺激肠胃蠕动、促进排便，有清肠的作用，是减肥、美容的佳品；还可减少致癌物与结肠黏膜的接触，达到预防结肠癌的目的。

此外，芹菜含铁丰富，能补充女性经血的损失；常吃芹菜，还能避免皮肤苍白、干燥、面色无华，使目光有神、头发黑亮。

合理搭配健康加倍

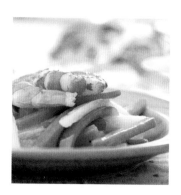

虾仁烧芹菜：虾含有丰富的蛋白质和矿物质，与富含膳食纤维的芹菜一起吃，营养丰富又可减肥。

芹菜花生仁：焯熟的芹菜与花生仁一起拌着吃，有助于降低血压、血脂，是高血压、高脂血和动脉硬化患者的理想食谱。

食用宜忌

☑ 一般人均可食用，尤其适合有便秘或高血压症状的人食用。芹菜中的芹菜素和膳食纤维，可刺激肠道蠕动、保护血管，对便秘、高血压患者有益。

☒ 由于芹菜性凉，脾胃虚寒、肠滑不固者，低血压患者应慎食。

58 千焦/100克

● 热量

😋**主要营养素**：蛋白质、碳水化合物、膳食纤维、B 族维生素、维生素 C、维生素 E、挥发油、铁等。

西芹

西芹又称西洋芹菜，是目前市场上常见的一种蔬菜。西芹叶柄宽厚，单株叶片数多，重量大，营养价值高，含有矿物质、维生素及丰富的膳食纤维，有镇静、降压、健胃、利尿的功效。

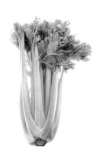

本芹

本芹是本土产的芹菜，样子与西芹很像，但是叶柄比西芹细，单株叶片也较少，营养价值与西芹相同。

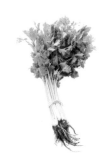

水芹菜

是非常有南方特色的蔬菜，一般生长在水边或者低洼地带。水芹菜的茎大多有些发白，且比较细弱。水芹菜带着一种水边植物特有的香气，对有些人来说味道可能有点重，但它的口感很鲜嫩，用来素炒、凉拌或者炒肉都有一股异香，尤其提味，可以用于去除其他食品中腥的味道。

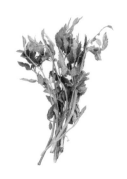

芹菜叶

很多人吃芹菜时，会把芹菜叶扔掉，事实上，芹菜叶要比茎的营养还要丰富。芹菜叶含有的膳食纤维、钙、磷、铁、镁等物质，有降压、安神的作用。芹菜叶茎所含芹菜苷、佛手苷内酯和挥发油成分，可降脂、降压。

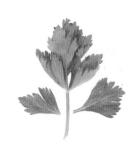

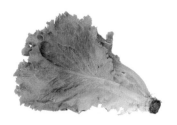

挑选生菜时，宜挑选茎色带白的，这样的生菜最新鲜。

生菜

生菜是叶用莴苣的一种，是人们喜爱的一种大众蔬菜，可分为球形的团叶包心生菜和叶片皱褶的奶油生菜两种。生菜纤维素多，叶片薄、质细，最适合生食。

营养功效

生菜苦中带甘，有清肝利胆、养胃的功效；茎叶中的莴苣素有镇痛催眠、降低胆固醇、治疗神经衰弱等功效。生菜还含有甘露醇等有效成分，可促进血液循环、利尿。

此外，生菜还含有干扰素诱生剂，可以刺激人体细胞产生干扰素，从而提高人体免疫力。

合理搭配健康加倍

炖海带生菜：海带中铁元素含量丰富，与生菜中的维生素C搭配，可促进人体对铁元素的吸收利用。

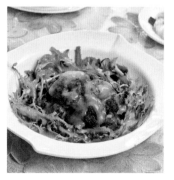

生菜炖豆腐：二者搭配，不但能为人体提供丰富的营养，还具有清肝利胆、滋阴补肾、增白皮肤的作用，更是减肥健美的好搭档。

牛奶烩生菜：可有效地提高菜肴中的钙含量，非常适合缺钙的人食用。

食用宜忌

☑ 一般人均可食用，尤其适合于体质热、胆固醇高、神经衰弱的人食用。

☒ 尿频、胃寒的人应少吃。

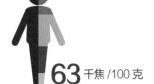

63 千焦/100克

● 热量

😊**主要营养素**：碳水化合物、膳食纤维、莴苣素、甘露醇、蛋白质、维生素C、维生素A、钙、磷等。

韭菜

韭菜又称壮阳草、洗肠草,叶呈细条状,茎绿中带白,吃起来有独特的辛辣味,可炒食、做馅或调味。

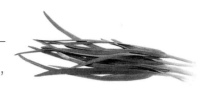

韭菜独特的辛香味是其所含硫化物形成的,有杀菌消炎的作用。

营养功效

韭菜含有大量的维生素和膳食纤维,可增进胃肠蠕动,增加食欲、助消化;韭菜含有丰富的维生素 A、B 族维生素、维生素 E、膳食纤维,还含有蒜素,能提高维生素 B_1 在肠内的吸收利用率,而且还具有强抗菌性。

韭菜中的挥发性精油及硫化物等成分,有助于疏调肝气,增进食欲,还可固精助阳、补肾、暖腰膝。

合理搭配健康加倍

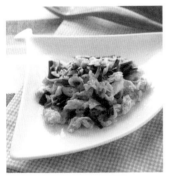

鸡蛋炒韭菜:韭菜味甘、性温,无毒,具有温补肝肾、助阳固精的功效。鸡蛋具有养心安神、补血、滋阴润燥的作用。

韭菜炒羊肝:韭菜与羊肝搭配,可温阳补虚、补益肝肾,适用于带下量多、神疲倦怠、腰膝酸软、小便清长等症。

韭菜炒豆腐干:韭菜能促进血液循环,豆腐干能宽中益气,二者搭配可健脾润燥。

食用宜忌

☑ 一般人均可食用,尤其是寒性体质者。

☒ 阴虚火旺者不宜多吃,因为韭菜不易消化且容易上火。

《本草纲目》记载,韭菜多食则神昏目暗,酒后尤忌。

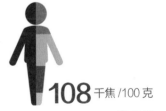

108 千焦/100 克

● 热量

😊 **主要营养素**:蛋白质、碳水化合物、膳食纤维、类胡萝卜素、维生素 A、B 族维生素、维生素 C 等。

洋葱

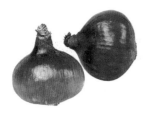

洋葱含有的前列腺素A，是天然的血液稀释剂，可缓解高血压症状。

洋葱又称圆葱、葱头、玉葱、球葱等，味道辛辣，葱体为圆形，根据皮的颜色可分为红皮、黄皮和白皮三种，肉质柔嫩，可生食、调味，也可与肉炒食。

营养功效

洋葱含有前列腺素A、二烯丙基二硫化物以及硫氨基酸等成分，可扩张血管、降低血液黏度，有降血压、降血脂和预防血栓形成的功效；洋葱中的钙质有助于防治骨质疏松；洋葱含有植物杀菌素，可起到杀菌作用。

合理搭配健康加倍

洋葱炖兔肉：兔肉是典型的高蛋白低脂肪肉类，营养丰富，与洋葱搭配，再加点枸杞子，有助于降低血糖。

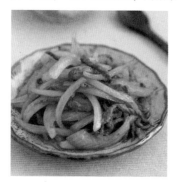

洋葱炒火腿：亚硝酸胺有致癌作用，洋葱能防止火腿中的亚硝酸盐在人体内转化为亚硝酸胺，二者同食，可防止有害物质生成。

洋葱炒肉：洋葱辛温，猪瘦肉性平，二者搭配，有辅助防治糖尿病的作用。

食用宜忌

☑ 一般人均可食用，尤其适合高血压、高血脂、动脉硬化，以及消化不良者食用。

❌ 有皮肤瘙痒症、眼病、胃病、肺炎、胃炎的患者，以及热体质者宜少吃。

163 千焦/100克

● 热量

😋 **主要营养素**：碳水化合物、膳食纤维、维生素C、前列腺素A、栎皮黄素、钙、铁、磷、硒等。

四季豆

四季豆在北方被称为豆角、扁豆，外表与芸豆长得非常像，事实上，四季豆也是芸豆的一种，但四季豆的豆荚可食用。四季豆豆荚翠绿色、饱满，豆粒呈青白色或红棕色，有光泽，鲜嫩清香，可清炒，也可以与肉类同炖。

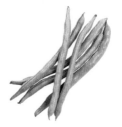

四季豆烹煮时间宜长不宜短，要保证四季豆熟透，以免发生中毒。

营养功效

四季豆含有丰富的膳食纤维、不饱和脂肪酸，矿物质和维生素含量也高于其他蔬菜，经常食用可健脾胃，增进食欲；它所含的皂苷、尿毒酶和多种球蛋白等成分，有提高人体免疫力，增加抗病能力的功效；四季豆中的皂苷类物质能降低脂肪吸收功能，促进脂肪代谢，所含膳食纤维还可加快食物通过肠道的时间，可减肥、轻身。

合理搭配健康加倍

扁豆炖鸡：扁豆能解渴健脾、补肾止泻、益气生津，鸡肉有填精补髓、活血调经的功效，二者搭配，对脾胃不和、月经不调等症均有疗效。

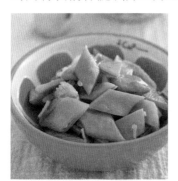

椒盐扁豆：炒扁豆时撒点儿花椒粉，扁豆中的维生素 K 遇到花椒粉中的钙，可强化钙的吸收，促进骨骼生长。

扁豆炒肉片：可滋润肌肤、抗衰祛皱，适用于皮肤干燥、皱纹早现等症。

食用宜忌

☑ 一般人均可食用，尤其适合心脏病、动脉硬化、高血压、低钾血症患者食用。

❌ 腹胀者不宜食用。

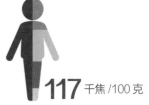

117 千焦/100克

● 热量

●主要营养素：蛋白质、碳水化合物、膳食纤维、钙、镁、铁、磷、钾、维生素 B_1、维生素 B_2、维生素 K 等。

豆类食物是一个大家族，除了黄豆、红小豆、绿豆等外，还有众多可以用作蔬菜的豆类，如芸豆、四季豆、刀豆等。这些豆类食物在蔬菜中占有非常重要的地位，是人们餐桌上不可缺少的食材之一。

美味豆

豌豆

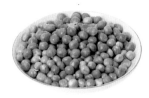

豌豆既可作蔬菜炒食，其成熟后又可磨成豌豆粉食用。豌豆含有多种营养物质，尤其是优质蛋白，能提高机体的抗病能力和康复能力；它所含的胡萝卜素和膳食纤维，可防止人体致癌物质合成，促进大肠蠕动，保持大便通畅。此外，豌豆还含有止杈酸、赤霉素和植物凝素等物质，具有抗菌消炎、增强新陈代谢的功效。

菜豆

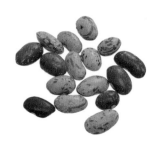

菜豆又称芸豆，营养丰富，蛋白质含量非常高，既可以作为蔬菜，也可以当作粮食，制作糕点和豆馅。芸豆豆荚表皮有绒毛，含有丰富的膳食纤维，食用时一般去除豆荚，只吃豆子。成熟的菜豆颜色多样，有白色、黄色、褐色、黄褐色、灰色红点，以及各种斑纹。菜豆中含有毒蛋白，只有在高温下才能被破坏，所以食用菜豆时必须煮熟、煮透，否则可能会引起中毒。此外，消化功能不良、有慢性消化道疾病的人应尽量少食。菜豆含有丰富的球蛋白、皂苷和尿毒酶物质，可提高人体免疫力。

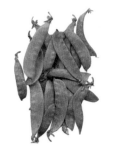

荷兰豆

荷兰豆是荚用豌豆，成熟时豌豆很小，豆荚质脆清香，营养价值很高。荷兰豆味甘，性平，有和中下气、利小便、解疮毒等功效，能益脾和胃、生津止渴。

夏季最宜吃豆沙

俗语说"每天吃豆三钱，何需服药连年"，除了各色豆制菜肴外，甜甜的、清爽的豆沙也是人们的选择。豆沙有红豆沙，也有绿豆沙，不仅能补充足够的维生素和膳食纤维，制作起来也非常简单、方便。红小豆或绿豆洗净，放入冷水中泡 2 小时，再放入冷水锅大火烧开后，按照口味加入冰糖，并改小火熬煮至豆开花，且水至刚浸没豆为止。将煮好的豆子放入搅拌机中完全打碎，盛出可调入牛奶、香蕉泥等，搅匀即可。

蚕豆

蚕豆又称夏豆、胡豆、佛手豆，因其豆荚形似蚕而得名。生活中直接吃蚕豆的情况较少，但蚕豆制品却不少，豆酱、酱油、粉丝、粉皮、小零食中都有蚕豆的成分。此外，蚕豆芽也是人们餐桌上常见的一种蔬菜。《本草从新》记载，蚕豆味甘，性平，入脾、胃经，有补中益气、涩精实肠的功效。但有些人吃蚕豆后可能引发蚕豆病，要注意。

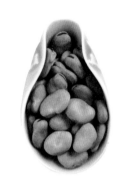

刀豆

刀豆因其豆荚形状像刀而得名，叶子与豇豆叶子类似，五六月份开出像紫色飞蛾一样的花朵，豆荚类似皂荚。质地脆嫩，鲜美可口，可单作鲜菜炒食，也可和猪肉、鸡肉煮食，十分美味，还可腌制酱菜或泡菜。刀豆味甘，性平，有温中通气、调养肠胃、益肾强肾的作用，尤其适合有肾虚腰痛、气滞呃逆症状的人。

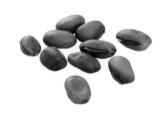

豇豆

豇豆又称长豆角，是夏天盛产的蔬菜，颜色有深绿、淡绿、红紫或赤斑等，每根豇豆长约 30 厘米，每荚含种子 20 粒左右，豆荚饱满、种子稍显露时即可采摘。成熟的果实为肾脏形，有红、黑、红褐、红白和黑白双色等。豇豆嫩豆荚肉质肥厚，可炒食，也可凉拌或腌制，有健胃补肾等功效。

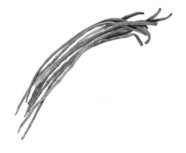

白萝卜

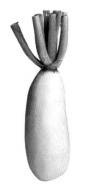

用白萝卜煮水，或用白萝卜叶煎汤，饮用，可解酒、解毒。

白萝卜营养丰富，是餐桌上常见的一种蔬菜。它皮薄、肉嫩、多汁，味甘略带辛辣味，既可生食，又可炒、炖、涮火锅，有"蔬中最有利者"之称。

营养功效

白萝卜含有丰富的芥子油、淀粉酶和粗纤维，有促消化、增食欲的作用，而白萝卜的木质素能提高巨噬细胞的活力，起到防癌、抗癌的作用。此外，白萝卜中还含有丰富的钙、钾等矿物质，以及多种酶，可补钙、降血脂、软化血管、改善血糖、防治便秘。

合理搭配健康加倍

猪肉炖白萝卜：猪肉营养丰富，与健胃消食的萝卜搭配，有健胃、消食、化痰、顺气、利尿、解酒、抗癌等功效。

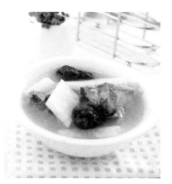

白萝卜丝拌豆腐：豆腐多吃会引起消化不良，但白萝卜的消化功能很强，若与豆腐搭配食用，有助于人体吸收豆腐的营养。

白萝卜骨头汤：白萝卜与排骨搭配，不仅味道鲜美，而且营养丰富。

食用宜忌

☑ 一般人均可食用，尤其是老年人。白萝卜可帮助老年人消化、增强食欲。

☒ 因白萝卜性凉，脾胃虚寒而积食不化者不宜食用。

87 千焦/100克

● 热量

😀 **主要营养素**：蛋白质、膳食纤维、钙、钾、铁、维生素A、B族维生素、维生素C等。

胡萝卜

　　胡萝卜又称甘荀,有红色、黄色之分,味道与萝卜很像,但带点蒿气,可生吃、凉拌或用来炒肉,也常常被用作装饰配菜。

　　《本草纲目》记载,胡萝卜味甘、辛,性温,无毒,入肺、脾经,有下气补中、利胸膈肠胃、安五脏、令人健食的功效。

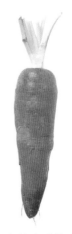

胡萝卜宜炒食或炖食,与脂肪同食,其中的维生素更容易被吸收。

营养功效

　　胡萝卜含有降糖物质,其中的槲皮素能增加冠状动脉血流量,降低血脂,是高血压、冠心病患者的食疗佳品;胡萝卜含有丰富的膳食纤维,可加强肠道蠕动,缓解便秘。另外,胡萝卜素是人体中重要的维生素 A 的来源,有补肝明目的功效。

合理搭配健康加倍

　　胡萝卜炖羊肉:羊肉与胡萝卜搭配,能增温补脾胃、益肾助阳,特别适宜于胃寒喜暖、消化不良、肾虚阳痿等症。

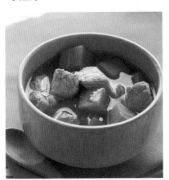

　　菊花胡萝卜汁:菊花可清热解毒,与胡萝卜做汤,营养丰富,可滋肝、养血、明目、清热,常食还能防止眼目昏花。

　　胡萝卜炖牛肉:二者搭配食用能够提高机体的抗病能力。

食用宜忌

　　☑ 胡萝卜味甘,性温,老少皆宜,经常食用可滋润皮肤,消除色素沉着,减少脸部皱纹,降低血糖,防治癌症。

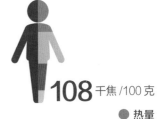

108 千焦/100克

● 热量

😊**主要营养素**:碳水化合物、膳食纤维、类胡萝卜素、维生素 A、B 族维生素、钙、磷、钾、铁等。

萝卜又称莱菔，根肉质，呈长圆形、球形或圆锥形，品种极多，有绿皮、红皮和白皮的，是餐桌上常见的一种蔬菜。萝卜含有丰富的水分，有淀粉酶，能助消化，可炒、炖，也可生食。

《食性本草》记载，萝卜味甘、辛，青萝卜性微寒，红萝卜性微温，有行风气、祛邪热、利大小便的功效。

萝卜"开会"

青萝卜

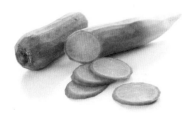

青萝卜皮为绿色，肉质致密，呈淡绿色，水多，味甜、微辣，非常适合生食，有"水果萝卜"之称。青萝卜淀粉酶含量很高，一般人均可食用，可做汤、晒干、盐渍或制成泡菜，有消积、祛痰、利尿、止泻等功效。不过，青萝卜性微寒，阴盛偏寒体质、脾胃虚寒者不宜多食。青萝卜皮薄、肉嫩、多汁，味甘不辣，适宜生食和炖汤食用。

红萝卜

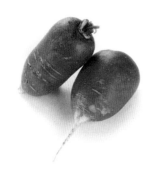

红萝卜又称大红萝卜、东北红萝卜，根皮为红色，根肉白色，呈长椭圆形，含有丰富的水分，常生食、凉拌或制作泡菜。红萝卜性微温，入肺、胃经，具有清热、解毒、利湿、散瘀、健胃消食的功效。红萝卜属于碱性食物，基本不含嘌呤，而且还可有效促进嘌呤的代谢，非常适合痛风患者食用。红萝卜含有的木质素少，嚼而无渣，春夏两季最为新鲜。

心里美萝卜

心里美萝卜是指萝卜肉为紫色或粉色的萝卜，形状常为椭圆形，根皮有绿色，也有紫色、粉色，常凉拌。心里美萝卜含有丰富的花青素，热量较少，纤维素较多，经常食用有助于减肥。吃过鱼、肉之后，吃一两块心里美萝卜，有除腥去腻的作用。

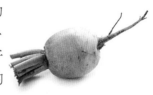

迷你型萝卜

迷你型萝卜其实也是水果萝卜，也常被叫作樱桃萝卜，常生食，根皮有红、有白，色泽美观，看起来非常可爱，可以生食、炒食或腌制，风味独特。迷你型萝卜嫩、脆、甜，最宜生食，有降火、顺气的作用。

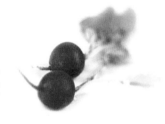

萝卜干

萝卜干是指晒干的萝卜，常被用来制作咸菜，也可炒食。上好的萝卜干色泽金黄，水发泡好后，皮嫩肉脆、甘香味美，别有一番风味。萝卜干的营养物质同新鲜萝卜相比，稍微发生了变化，B 族维生素以及铁质含量大大增加，其含铁量仅次于金针菜。萝卜干是南方地区一道别具特色的美味。萝卜干咸香脆口，有消食开胃的功效。

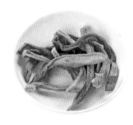

萝卜叶

萝卜叶，俗称萝卜缨，生活中常被扔掉，但事实上它营养价值很高，矿物质、膳食纤维含量都高于萝卜根茎。100 克红萝卜叶中钙含量为 350 毫克，高居蔬菜含钙量首位。萝卜叶中的维生素 C 含量普遍高于根茎 2 倍以上，所含的镁、铁、锌以及核黄素、叶酸等物质，也比根高。可洗净生食，也可凉拌、做汤。萝卜缨味甘、苦，性平，有生津利气，化湿排毒的功效。

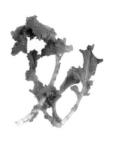

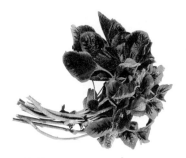

苋菜烹制后,有独特的香味,煮粥、凉拌、炒食都很适宜。

苋菜

苋菜又称青香苋、红苋菜、野刺苋,盛产于夏季,富含赖氨酸和多种矿物质,叶呈卵形或棱形,有紫红、绿色以及绿中带紫多种颜色,茎部纤维较粗。苋菜烹制后,菜身软滑,入口甘香、味浓,有润肠胃、清热的功效。

营养功效

苋菜富含赖氨酸、钙、铁等多种物质,且不含草酸,其营养素更易被吸收,可增加血红蛋白含量,并提高携氧能力,有促进造血的功效;苋菜味甘,性凉,可清湿利热、凉血散瘀,有利于强身健体,提高机体的免疫力。

合理搭配健康加倍

苋菜炒鸡蛋:苋菜和鸡蛋都含有丰富的蛋白质及钙、铁、磷等多种矿物质,同食可以增强人体免疫功能。

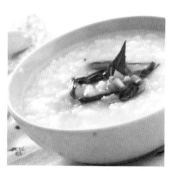

苋菜大米粥:具有清热解毒的作用。

苋菜豆腐汤:苋菜与豆腐炖汤,具有清热解毒、生津润燥的功效,对于肝胆火旺、目赤咽肿者有辅助治疗作用。

虾仁炒苋菜:苋菜富含铁、钙等营养素,与同样富含钙质的虾仁搭配食用,有补虚助长的功效,尤宜儿童食用。

食用宜忌

☑ 适合幼儿、妇女、老年人和减肥者食用。苋菜可清热解毒,补充铁质,对便秘和小便赤涩有显著缓解作用。

✖ 脾胃虚寒及易发生腹泻的人不宜多食。

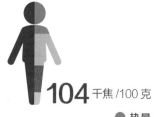

104千焦/100克

● 热量

😊**主要营养素**:蛋白质、脂肪、碳水化合物、维生素K、钙、磷、铁、钾等。

茄子

　　茄子是餐桌上常见的蔬菜，有紫色、紫黑色、淡绿色或白色，形状有圆形、椭圆形、梨形等各种形状，茄子品种多样，可炒、炖，也可蒸熟后用蒜泥凉拌，风味独特。

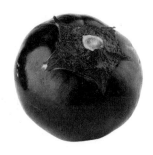

烹制茄子时，最好不要去皮，因为茄子皮中含有丰富的 B 族维生素。

营养功效

　　茄子性寒，适宜夏季吃，可清热止血、消肿止痛，对皮肤溃疡、口舌生疮、便血、衄血等很有疗效。茄子含有丰富的维生素 P，可增强人体细胞的黏着力，增强毛细血管的弹性，对高血压、动脉硬化等症有一定辅助治疗效果。此外，茄子还有防治坏血病及促进伤口愈合的功效。

合理搭配健康加倍

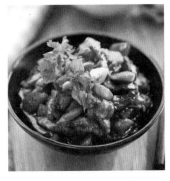

　　肉末烧茄子：猪肉与茄子搭配，可降低猪肉中的胆固醇，且营养价值更高。

　　茄子焖黄豆：茄子有保护血管、防止出血的作用，黄豆则可益气养血，健脾养胃，二者搭配，可通气、顺肠、消肿、平衡营养。

食用宜忌

　　☑ 女性和老年人适合食用茄子。女性常食茄子，可辅助治疗多种妇科疾病，对痛经、经水淋漓不止、产后腹痛、乳腺炎、子宫脱垂等症均有很好的效果。茄子含有丰富的维生素 E，有抗衰老的作用。

　　❌ 脾胃虚寒、哮喘、便溏、体弱者不宜多吃。因为茄子性寒，秋后其味偏苦，多吃容易加重症状。

87 千焦 /100 克

● 热量

😀**主要营养素**：膳食纤维、维生素 A、B 族维生素、维生素 C、维生素 P、维生素 E、龙葵碱等。

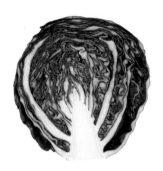

食用紫甘蓝以凉拌最好。若要炒食，最好采用大火快炒的方式。

甘蓝

甘蓝是生活中重要的蔬菜之一，俗称卷心菜，但事实上，卷心菜是甘蓝的一个变种，与甘蓝并不相同。甘蓝营养丰富，有"西方萝卜"之称，常被用来做配菜，也可清炒、凉拌。

营养功效

甘蓝营养丰富，富含叶酸，对巨幼细胞贫血和胎儿畸形有很好地预防作用；甘蓝含有的维生素总量是西红柿的 3 倍，有很好的抗氧化和抗衰老作用。新鲜的甘蓝含有的植物杀菌素成分能抑菌消炎，可缓解咽喉疼痛、外伤肿痛等症状。甘蓝还含有丰富的维生素 E 和胡萝卜素，可保护眼睛、抗衰防老。

合理搭配健康加倍

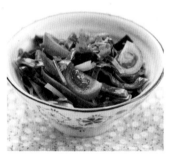

甘蓝拌西红柿：可以补充维生素，补充铁元素，维持皮肤的健康，美容养颜。

木耳炒甘蓝：木耳的膳食纤维含量在蔬菜中名列前茅，和甘蓝一样具有减脂瘦身的作用，二者搭配对于降血脂、通便和预防心脑血管疾病均是很好的食疗菜谱。

紫菜甘蓝汤：可以促进人体对营养的吸收，强身健体，提高身体素质。

食用宜忌

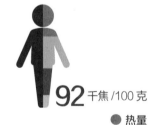

92 千焦/100 克
● 热量

😀主要营养素：蛋白质、碳水化合物、膳食纤维、钙、磷、铁、核黄素、尼克酸等。

☑ 甘蓝性平养胃，老少皆宜，有动脉硬化、结石、便秘，以及糖尿病和肥胖症状的人可适当多吃。孕妇和儿童也可适当多吃。

山药

山药又称土薯，品种众多，是餐桌上常见的养生佳品。山药营养丰富，既可以作主食，又可作蔬菜，有养气补虚之功效。

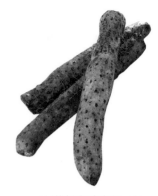

山药与乌鸡煮汤，有很好的益气、养血作用，适合手脚冰冷的女性。

营养功效

山药营养均衡，经常食用可延年益寿，延缓细胞衰老；它含有丰富的淀粉酶、多酚氧化酶，有促进脾胃消化之功。山药还含有丰富的黏蛋白，能提高人体免疫力，有效预防脂肪在血管内沉积，预防心脑血管疾病。

此外，山药还有强健机体、滋肾益精的作用，经常食用可益肺气、养肾阴。

合理搭配健康加倍

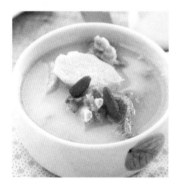

山药排骨汤：山药和排骨一起炖，能补充身体所需钙质。

山药粥：山药去皮阴干，轧细过筛为粉末，与大米煮粥，具有健脾补肺、固肾益精的作用，孕妇、产妇均可服食，脾胃虚弱者尤宜。

山药芡实粥：以山药、芡实和大米煮粥，可补虚劳、强心益智，适用于气血两虚之健忘、失眠、赢瘦等症，对延缓中老年人智力衰退也有很好疗效。

食用宜忌

☑ 山药味甘，性平，一般人均可食用，尤其适合减肥者、老年人和脾胃不好的人。

✗ 便秘者不宜多吃。因为山药有收涩作用，经常食用会加重便秘症状。

234 千焦/100克
● 热量

😀**主要营养素**：蛋白质、碳水化合物、脂肪、B族维生素、维生素C、维生素K、钾等。

黄瓜

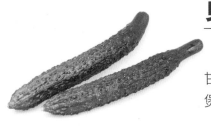

"黄瓜头儿"含有大量的苦味素，可健胃、助消化。

黄瓜又称胡瓜、青瓜，颜色翠绿，吃起来脆爽可口、甘甜多汁，是餐桌上的常见蔬菜，可生食、凉拌、炒食、煲汤。

营养功效

黄瓜所含的葡萄糖苷、果糖等不参与糖代谢，所以不会增加血液中的血糖，非常适合糖尿病患者食用；黄瓜所含的丙醇二酸，可抑制碳水化合物转变为脂肪，具有减肥效果；另外，黄瓜所含的多种维生素和生物活性酶能促进机体代谢。

合理搭配健康加倍

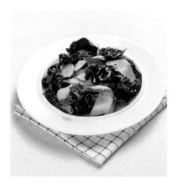

木耳炒黄瓜：黄瓜有减肥的功效，木耳有滋补强壮、补血的作用，二者同食还可以平衡营养。

黄花菜炒黄瓜：含有丰富的维生素和膳食纤维的黄瓜与黄花菜搭配，可补虚养血、利湿消肿，适合孕妇使用。

山楂黄瓜汁：山楂有降血压、促进胃肠消化的作用，与黄瓜搭配榨汁，可除热、解毒、利水，还有减肥功效。

食用宜忌

☑ 一般人均可食用，尤其是爱美人士和肝脏病患者。黄瓜汁含有丰富的维生素C，有润肤祛皱的功效，而黄瓜中的精氨酸对肝脏病患者康复很有益处。

❌ 脾胃虚寒者不宜生食黄瓜。因黄瓜性凉，生食可能损伤肠胃。

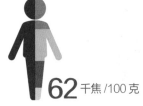

62 千焦/100克

● 热量

😀**主要营养素**：维生素A、B族维生素、维生素C、维生素E、葫芦素C、碳水化合物、膳食纤维、钙、磷、铁等。

丝瓜

丝瓜是夏季主要蔬菜之一, 适合炒食、做汤, 成熟后纤维发达, 可入药, 有调节月经、去湿治痢等疗效。丝瓜络可洗刷器物, 茎液可作为化妆品。

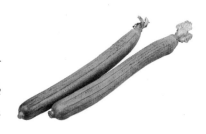

丝瓜中维生素 B_1 含量高, 对小儿发育及中老年人大脑健康非常有益。

营养功效

丝瓜中含有丰富的维生素, 可稳定情绪, 延缓皮肤老化, 消除斑块, 使皮肤洁白; 丝瓜的提取物含有杀菌成分, 可以对抗乙型脑炎病毒, 具有很强的抗过敏作用。丝瓜味甘性凉, 可通经络、行血脉、凉血解毒, 女性食用可调理月经不调。

合理搭配健康加倍

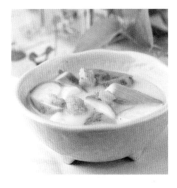

虾仁丝瓜汤: 丝瓜和虾搭配食用, 可防治甲状腺肿大等症。

菊花丝瓜汤: 菊花可清热解毒, 与丝瓜炖汤, 有祛风化痰、清热解毒、凉血止血的功效, 常食还可清热养颜, 洁肤除雀斑。

毛豆炒丝瓜: 毛豆与丝瓜搭配, 可清热祛痰, 防治便秘、口臭和周身骨痛, 并促进乳汁分泌。

食用宜忌

☑ 一般人均可食用。便秘者、产妇可适当多吃, 可益气血、通经络, 有利于排便, 缓解乳房胀痛等症状。

☒ 丝瓜性凉, 脾胃虚寒、腹泻者应少吃。

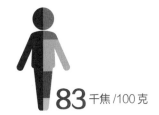

83 千焦/100克

● 热量

🍴主要营养素: 蛋白质、碳水化合物、B族维生素、钙、磷、铁等。

苦瓜

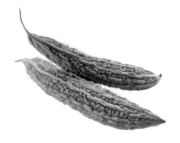

苦瓜中的苦瓜素和奎宁成分，会刺激子宫收缩，孕妇忌食。

　　苦瓜又称凉瓜，是餐桌上常见的蔬菜，果实呈长椭圆形，表皮有许多不整齐的瘤状突起，内藏果实。优质苦瓜瓜形大，瓜肉厚，苦中带甘，可凉拌或炒食。

营养功效

　　苦瓜含有苦瓜苷和苦味素，可健脾开胃，增进食欲；它含有的生物碱类物质奎宁，有活血、消炎退热、清心明目的功效；苦瓜含有的维生素、矿物质，有助于减肥、降血糖，而其含有的蛋白质、维生素 C 可提高机体免疫力，增强细胞的抗氧化能力。

　　苦瓜有清热祛暑、清心明目、益气解乏的功效，适合炎热的夏季食用。

合理搭配健康加倍

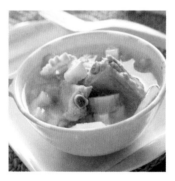

　　苦瓜排骨汤：苦瓜与营养丰富的排骨炖汤，在夏日可开胃消食。

　　苦瓜拌芦笋：苦瓜含叶酸，搭配含铁的芦笋食用，能使皮肤恢复血色，对治疗贫血、消除疲劳很有帮助。

食用宜忌

　　☑ 大多数人都适合食用苦瓜，尤其是有心脑血管疾病家族史，以及糖尿病患者，经常食用苦瓜可改善身体状况。

　　☒ 孕妇不宜多吃苦瓜。因为苦瓜含有奎宁，可能会导致流产。

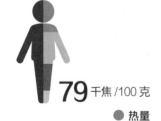

79 千焦/100克

● 热量

😊**主要营养**：蛋白质、碳水化合物、膳食纤维、苦瓜素、B族维生素、维生素C、奎宁、钙、磷、叶酸等。

西红柿

西红柿又称番茄、洋柿子，果实呈扁球形或球形，颜色为鲜红色或橘黄色，肉质肥厚而多汁，口味甘甜，可生食、煮食，也可制成番茄酱、汁。西红柿作为一种深受大众喜爱的蔬菜，已被证明富含多种维生素和营养成分，对人体健康极为有益。

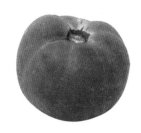

西红柿含多种维生素和营养成分，熟食更佳。

营养功效

西红柿营养丰富，含有丰富的维生素C、B族维生素以及胡萝卜素，可清除体内有毒物质，保护细胞，增强人体免疫力；西红柿还能美容、护肤，经常食用可祛斑、抗衰老、护肌肤、助消化，有润肠通便的功效。西红柿含有抗氧化剂成分，有抗血小板凝聚功效，可以预防脑血栓，以及细胞癌变。

合理搭配健康加倍

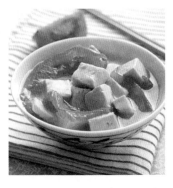

西红柿炖豆腐：二者搭配营养丰富，热量合理，适合孕妇食用。

西红柿炒鸡蛋：西红柿富含的维生素C可提高鸡蛋中维生素E的吸收率，二者搭配食用，不但有益于人体的营养均衡，更有健美及抗衰老的良好功效。

苹果西红柿汁：富含维生素C的西红柿与苹果榨汁饮用，可调理肠胃、增进体力，还可预防贫血。

食用宜忌

☑ 一般人均可食用，尤其适合爱美人士和高血压患者食用。西红柿中的维生素C和维生素P可抗衰老，保护血管。

☒ 急性肠炎、菌痢及溃疡发作期患者不宜食用。

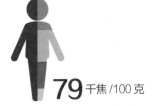

79 千焦/100克

● 热量

😋 **主要营养素**：有机酸、番茄红素、磷、铁、钾、钠、镁、维生素A、B族维生素、维生素C、膳食纤维、胡萝卜素等。

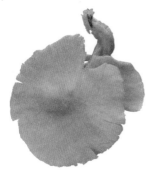

平菇宜选菌伞边缘不是翻开的，而是向内卷曲的，这样的平菇最新鲜。

平菇

平菇又称侧耳、蚝菇、黑牡丹菇、秀珍菇等，是种相当常见的灰色食用菇。平菇品种繁多，按照菌朵颜色可分为深色种、浅色种、乳白色种和白色种四大类，但营养成分类似，差异不大。平菇营养价值高、口感好，可以炒、烩、烧。

营养功效

平菇营养丰富，含有 18 种氨基酸，以及丰富的钙、磷、钾等物质，而且脂肪较少，可滋补强身，作为体弱者的营养滋补品，对肝炎、慢性胃炎、胃和十二指肠溃疡、软骨病、高血压等也有疗效。

平菇还含有抗肿瘤细胞的硒、多糖体等物质，对肿瘤细胞有很强的抑制作用；所含的侧耳毒素和蘑菇核糖酸，则能抑制病毒素的合成和增殖。

合理搭配健康加倍

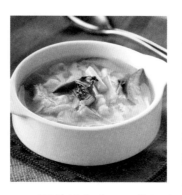

平菇蛋花汤：鸡蛋富含蛋白质，与维生素丰富的平菇搭配，营养更全面。

韭黄煨平菇：韭黄能增加体力，促进肠胃的蠕动，与可滋补强身的平菇搭配，是心血管病、肥胖症患者的理想食谱。

平菇炖牛肉：平菇与牛肉搭配，可提供丰富的蛋白质、多糖体及多种维生素，常食能够防癌抗癌，增强人体免疫力。

食用宜忌

☑ 一般人均可食用，尤其适合体弱者，有消化系统疾病、心血管疾病的人食用。

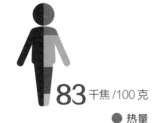

83 千焦/100克

● 热量

😊**主要营养素**：碳水化合物、膳食纤维、维生素 A、维生素 C、钙、磷、钾、钠、镁、硒等。

香菇

香菇又称香蕈、冬菇,是一种生长在木材上的真菌,有"植物皇后"之称。香菇表面呈菱色、浅褐色、深褐色至深肉桂色,中部有深色鳞片,伞盖边缘常有污白色毛状或絮状鳞片,香菇肉白色,稍厚或厚,细密,味道鲜美,香气沁人。

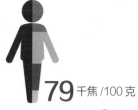

香菇中某些物质可清除反式脂肪酸,喜欢甜食的人可经常食用香菇。

营养功效

香菇除了含有大多数蘑菇都具有的营养物质外,还有香菇多糖、香菇太生等成分,有抑制肿瘤、降低血脂的功效;香菇不但营养丰富,具有低脂肪、高蛋白、多种维生素、多种氨基酸和多糖的特点,还具有很高的药用价值。

合理搭配健康加倍

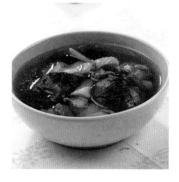

香菇炖鸡:鸡肉与香菇搭配,可帮助排泄,改善便秘,预防脑卒中及大肠癌。

香菇配柠檬:香菇味道鲜美,营养丰富,与柠檬搭配,可益气丰肌、治风破血,是益寿延年的佳品。

莴苣煨香菇:莴苣与香菇搭配,可利尿通便、降脂降压,适用于慢性肾炎、便秘、高血压、高脂血等症。

食用宜忌

☑ 一般人均可食用,尤其适宜贫血、抵抗力低下、高脂血症、高血压、动脉硬化、糖尿病、癌症及肾炎患者食用。

☒ 皮肤瘙痒和脾胃寒湿气滞者应少食。

79 千焦/100克

● 热量

😊**主要营养素**:蛋白质、碳水化合物、膳食纤维、钾、铁、钙、碘、镁、钠、B族维生素、氨基酸等。

俗语说"四条腿儿的不如两条腿儿的,两条腿儿的不如一条腿儿的",这里的"四条腿儿"是指猪、牛、羊,"两条腿儿"无疑就是鸡、鸭,而"一条腿儿"则指的是蘑菇,可见蘑菇的营养在这些肉类食物之上。

蘑菇是一种高蛋白、低脂肪的菌类食物总称,能很好地促进人体对其他食物营养的吸收。蘑菇品种众多,不同的蘑菇味道完全不同,所含营养也有很大差异。

各种蘑菇

杏鲍菇

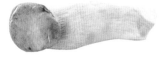

杏鲍菇又称刺芹侧耳,因其菇体有杏仁香味而得名,有棍棒形、保龄球形、鼓槌形、菇盖灰黑色形及短柄形五大类。杏鲍菇菌肉肥厚,组织致密、结实,颜色乳白,质地脆嫩,吃起来脆滑、爽口,有"干贝菇"之称。杏鲍菇营养丰富,有降胆固醇、降血脂、促进胃肠消化、增强机体免疫能力、防治心血管病等功效。杏鲍菇有独特的杏仁香味,口感脆嫩,适宜与芹菜同炒。

草菇

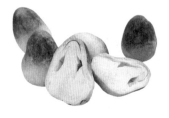

草菇因常常生长在潮湿腐烂的禾草中而得名。新鲜的草菇肉质肥嫩,营养丰富,风味鲜美,有促进人体代谢、提高机体免疫力、促体内毒素排出等作用。草菇还含有一种异种蛋白物质,可抑制癌细胞生长,具有抗癌、防癌的作用。草菇与青菜同炒,低热、低脂,适合糖尿病患者食用。

猴头菇

　　猴头菇又称刺猬菌，因其菌伞表面长有毛茸状肉刺，长得像金丝猴头而得名。新鲜的猴头菇为白色，生长于栎树、胡桃的枯干之上，野生菌多生长于深山密林中。干品猴头菇有浅黄色、浅褐色之分，烹制前可浸于清水中，烹制后菌肉鲜嫩，香醇可口。猴头菇性平味甘，有利五脏、助消化、滋补身体等功效。猴头菇可缓解消化不良，对胃病及轻度神经衰弱有辅助治疗的作用。

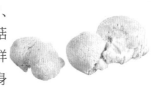

鸡腿蘑

　　鸡腿蘑又称鸡腿菇，因其形如鸡腿、肉质肉味似鸡肉而得名。鸡腿蘑菇体洁白、美观，肉质细腻，可炒、炖、煲汤，口感滑嫩，清香味美。鸡腿菇味甘、滑，性平，有益脾胃、清心安神、治痔等功效。经常食用可助消化、增加食欲，还能缓解痔疮。

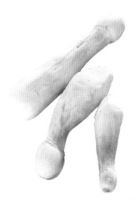

金针菇

　　金针菇又称冬菇、金菇等，因其菌柄细长，似金针菜而得名。金针菇菌盖滑嫩、柄脆，味美适口而又营养丰富，易生于白杨树、柳、榆等阔叶树的枯树干及树桩上，可凉拌和涮火锅。金针菇不含叶绿素，不能制造碳水化合物，其所含的营养物质皆从腐殖土中来。金针菇性寒，并非人人适合，脾胃虚寒、慢性腹泻的人应少吃。

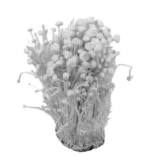

茶树菇

　　茶树菇又称茶薪菇，是一种生长于油茶树上的食用菌。茶树菇高蛋白、低脂肪、低糖，吃起来盖嫩柄脆，口感极佳，可烹制成各种美味佳肴。它富含人体所需的天门冬氨酸、谷氨酸等 17 种氨基酸和多种矿物质微量元素，有益气开胃、健脾止泻、补肾滋阴的功效。经常食用可抗衰老、美容。

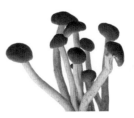

莲藕

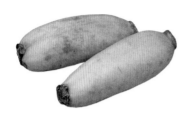

藕节部分含天门冬素、鞣质等，有止血散瘀的作用，可用来煮汤饮用。

莲藕又称藕、藕节，味甜而脆，既可食用，又可滋补入药，可炒食、凉拌、涮火锅，也可生食。用莲藕制成粉，能消食止泻，开胃清热，滋补养身。

营养功效

莲藕含有丰富的铁、钙、植物蛋白质、维生素以及淀粉，有补益气血，增强人体免疫力的作用；莲藕味甘多汁，有一种独特清香，生吃鲜藕能清热解烦，解渴止呕，如将鲜藕压榨取汁，其功效更甚。煮熟的藕味甘性温，能健脾开胃，益血补心，故主补五脏，有消食、止渴、生津的功效。

合理搭配健康加倍

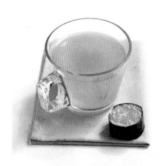

莲藕甘蔗汁：莲藕和甘蔗搭配，具有生津、润燥、止渴的功效，适用于热病后津液不足、口干舌燥、心烦口渴之症。

冰糖莲藕羹：冰糖可养阴生津、润肺止咳，炖莲藕的时候，加点儿冰糖，不但味道香甜可口，还有健脾、开胃、止泻的作用。

莲藕绿豆粥：绿豆可清热解毒、利水消肿，与莲藕搭配，能健脾开胃、舒肝胆气、清肝胆热、养心血、降血压，适用于高血压患者。

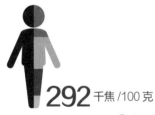

292 千焦/100克

● 热量

😊**主要营养素**：碳水化合物、维生素 C、铁、钙、磷、钾、钠、镁、鞣酸等。

食用宜忌

☑ 一般人均可食用，尤其是男性和肥胖者。

❌ 脾胃功能弱者不宜吃生藕。

土豆

土豆又称马铃薯，是仅次于玉米、小麦、水稻的第四大粮食作物。呈圆形、卵形、椭圆形，皮有红、黄、白或紫色，含有丰富的淀粉，常用来炒、炖、涮火锅，也可烤食或蒸食。

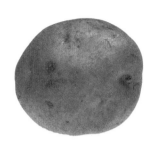

每天一个土豆，可明显降低中风概率。

营养功效

土豆是理想的减肥食物。土豆中脂肪和碳水化合物的含量非常低，所含的热量低于谷类粮食，可作为主食食用；它含有大量膳食纤维，能宽肠通便，帮助机体及时代谢毒素，在预防便秘、肠道疾病方面有重要作用，而所含的钾能促进体内钠的排泄，有利于心脑血管疾病的预防。

合理搭配健康加倍

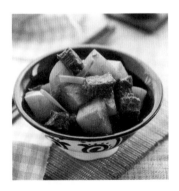

土豆炖牛肉：牛肉提供了较多的蛋白质和脂肪，搭配土豆，使维生素和膳食纤维得到补充。

醋熘土豆丝：土豆营养丰富且养分均衡，但含有微量有毒物质龙葵素，若加入醋，可有效分解有毒物质。

食用宜忌

☑ 土豆热量低，含有大量膳食纤维，经常食用可润肠通便、祛病延年，有助于保持身材，非常适合爱美女性和老年人食用。

☒ 哮喘病患者不宜多吃，因为土豆消化时产气，易致腹胀，上顶及胸腔，会加重喘促。

317 千焦/100克

● 热量

😊 **主要营养素**：蛋白质、脂肪、碳水化合物、镁、磷、钾、B族维生素、维生素C、膳食纤维等。

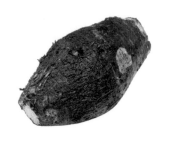

将芋头切丁, 与玉米掺在一起煮粥, 有补中益气、益胃健脾的作用。

芋头

芋头又称芋艿、香芋, 营养成分与土豆类似, 但不含龙葵素, 易于消化又不会导致不良反应, 是一种非常好的碱性食物。芋头可蒸、煮、烤、烧、炒, 口感细软, 绵甜香糯。

营养功效

芋头是碱性食物, 能中和体内积存的酸性物质, 调整人体的酸碱平衡, 可用来防治胃酸过多, 还可以作为预防癌症的常用食材和主食。在癌症手术或术后放疗、化疗及康复过程中, 有辅助治疗的作用。

芋头含有丰富的氟, 可保护牙齿; 其所含的多种微量元素, 能增强人体免疫功能, 并维持人体营养平衡。

合理搭配健康加倍

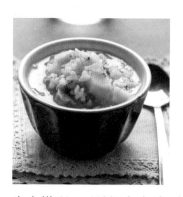

芋头猪骨粥: 芋头含有丰富的淀粉, 具有生津、健肠、止泻等功效, 猪肉有丰富的营养价值和滋补作用, 二者搭配对保健和预防糖尿病有较好的作用, 不过要适量食用。

芋头炖牛肉: 芋头和牛肉搭配, 可以提高食欲, 缓解便秘, 其蛋白质则可防止皮肤老化。

食用宜忌

☑ 芋头味甘性平, 是一种老少皆宜的食物。产妇经常食用可破宿血; 老年人经常食用, 可改善习惯性便秘。

☒ 脾胃虚弱、便溏者宜少吃。因为芋头中淀粉含量多, 多食容易胀气。

330 千焦/100克

● 热量

😊主要营养素: 蛋白质、碳水化合物、膳食纤维、钾、镁、铁、钙、磷、维生素 B_1、维生素 B_2、维生素 C 等。

红薯

红薯又称山芋、地瓜、甘薯等,含有丰富的膳食纤维、氨基酸、蛋白质、维生素及矿物质,有抗癌、保护心脑血管的功效。可烤食、蒸食、涮火锅,也可用来酿酒或作饲料。

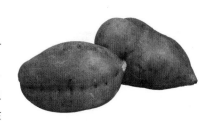

晚餐尽量少吃红薯,以避免增加过多的热量摄入。

营养功效

红薯热量低,是低脂肪、低热量的食物,常食可护肤、减肥;它还含有丰富的 β - 胡萝卜素,这是一种有效的抗氧化剂,在清除自由基方面有非常好的作用,可促进细胞再生,保持血管弹性,有效延缓衰老。

此外,红薯中还含有大量类似于人体黏液的多糖蛋白质混合物,有润滑消炎的作用,并能保护人体呼吸道、消化道和骨关节的黏膜组织,可有效减少和消除血液中的坏胆固醇,对身体健康极为有益。

合理搭配健康加倍

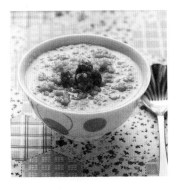

红薯小米枸杞粥:枸杞子可以补血补气,红薯可以减肥瘦身,再搭配上健脾养胃的小米一起熬粥,效果倍增。

红薯炖猪排:营养美味的猪排骨和红薯一同煮食,可去除部分油腻感,易于入口,还能为人体提供充足的膳食纤维。

食用宜忌

☑ 一般人均可食用,尤其是易积食的儿童和有心脑血管疾病家族史的老年人食用。

☒ 胃酸过多及胃溃疡患者不宜多食。

413 千焦/100克

● 热量

😀 **主要营养素**:蛋白质、碳水化合物、膳食纤维、类胡萝卜素、维生素 A、B 族维生素、维生素 C 等。

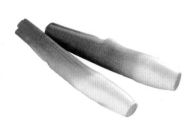

茭白可蒸、炒、炖、煮、煨，鲜嫩糯香，清爽利口。保存茭白时，宜先用干净的纸包住，再用保鲜膜包裹，放入冰箱保存。

茭白

茭白在古时被称为菰，呈纺锤形，肉质白嫩，爽脆鲜美，可生食、酱制、腌制，烹调后味道鲜美、营养丰富。

营养功效

茭白含有丰富的维生素，有解宿醉的作用。嫩茭白含有丰富的有机氮素，并以氨基酸状态存在，能为身体提供氮元素，味道鲜美，营养价值较高，更容易被人体吸收。从中医角度看，茭白味甘性寒，可利尿祛水、消烦止渴，对四肢水肿、小便不利有缓解作用。

合理搭配健康加倍

茭白炒瘦肉：富含叶酸的茭白与富含铁的猪瘦肉搭配，可有效改善缺铁性贫血症状，使皮肤恢复血色，消除疲劳。

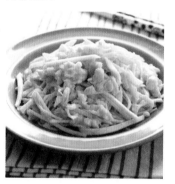

鸡蛋炒茭白：二者同食有开胃解酒的功效，适宜食欲不佳及醉酒者食用。

辣椒炒茭白：二者同食有开胃和中的功效，适用于食欲不振、口淡乏味等症。

茭白猪蹄汤：茭白和猪蹄一起炖汤，具有通经发乳的功效，适合产后乳少之产妇食用。

食用宜忌

☑ 一般人均可食用，尤其适合高血压、产后乳汁不畅、宿醉的人。

☒ 脾虚胃寒、腹泻的人不宜食用。茭白富含草酸，有结石病史的人不宜食用。

96 千焦/100克

● 热量

😋**主要营养素**：蛋白质、碳水化合物、膳食纤维、维生素 A、维生素 C、叶酸、磷等。

木耳

木耳又称木菌,呈圆耳形,色泽黑褐,质地柔软,味道鲜美,营养丰富,可炒食、凉拌。木耳可生于各种木质,品质优劣由木性决定。

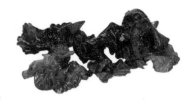

木耳可清炒、凉拌,经常食用可养血驻颜,令人肌肤红润。

营养功效

木耳含有丰富的膳食纤维,有促进胃肠蠕动,降低脂肪吸收的作用。它含有的丰富铁质,可养颜美容、预防贫血,而其中丰富的胶质则能滋阴润肤。它还含有丰富的维生素K,有助于维持体内凝血因子正常水平。另外,木耳含有的抗肿瘤活性物质,能增强机体免疫力,经常食用可防癌抗癌。

合理搭配健康加倍

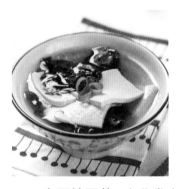

木耳炖豆腐:木耳和豆腐一起搭配食物,可降低人体内的胆固醇,预防高脂血症的发生。

木耳炒鸡蛋:木耳与鸡蛋都含有丰富的钙和磷,同食形成的磷酸钙能强健牙齿和骨骼。

木耳炒西芹:含非常丰富的铁、膳食纤维,是理想的健美瘦身食谱。

食用宜忌

☑ 老少皆宜,尤其适合消化不良者、脑血栓患者和肿瘤患者食用。

☒ 脾虚消化不良、腹泻者、出血性疾病患者不宜食用;孕妇也不宜多吃。

87 千焦/100克

● 热量

😀 **主要营养素**:碳水化合物、膳食纤维、维生素 B_2、维生素K、磷、钙、铁等。

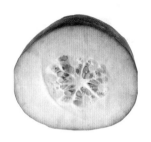

冬瓜片加红糖或冰糖,
熬制成冬瓜茶,可清热
降火。

冬瓜

冬瓜又称枕瓜,以其瓜形如枕而得名。冬瓜熟后,表面含有一层白粉状的东西,就好像是冬天所结的白霜,所以叫冬瓜。冬瓜肉质脆嫩,质地清凉可口,水分多,味清淡,可炒食、煲汤。

营养功效

冬瓜水分多,有利尿排湿的作用,适合湿热体质的人食用;冬瓜性凉,有止渴、清热解毒的作用,可防治脚气病、热毒、水肿等,经常食用还可美容。

冬瓜含有丰富的维生素 C 和钾,钠含量低,适合高血压、肾脏病、水肿病等患者食用,有消肿、补正气的功效。

合理搭配健康加倍

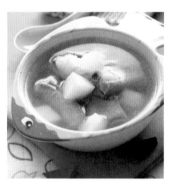

冬瓜炖排骨：二者一起炖汤能提供人体生理活动必需的优质蛋白质、脂肪、钙,从而增强体质。

冬瓜海带汤：冬瓜有益气强身、延年益寿、美容减肥的功能,与海带搭配着炖汤,可清热利尿、祛脂降压。

红枣煨冬瓜：红枣与冬瓜搭配烹调,可补脾和胃、益气生津、调营卫、解药毒,常食可消除体内多余脂肪,具有减肥降脂的作用。

食用宜忌

☑ 一般人均可食用。

☒ 乙肝、阴虚火旺者避免食用。

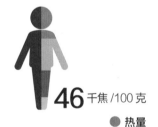

46千焦/100克

● 热量

😀**主要营养素**：蛋白质、膳食纤维、维生素 B_1、维生素 B_2、维生素 C、钾、钙、磷、铁等。

南瓜

南瓜又称倭瓜、金瓜、番瓜，通常体型较大，外皮较硬，颜色有蓝灰色、橘红色等，有"最佳美容食物"的美誉。熟透的南瓜可以切块煮或蒸，也可捣成南瓜泥做甜点。嫩南瓜可以切开炒食，荤素皆益，也可以做汤、炖菜或制馅。

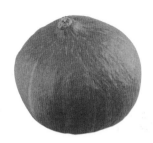

南瓜加糯米粉制作成的南瓜甜饼，有润肺益气、助消化的作用。

营养功效

南瓜含有丰富的维生素和果胶，有利于体内毒素的排出。大量的膳食纤维可结合体内多余的胆固醇，降低血液胆固醇含量，起到防治动脉硬化的作用。南瓜中的钴可促进人体新陈代谢和造血功能；所含南瓜素可刺激胰岛素分泌，非常适合糖尿病患者食用。

合理搭配健康加倍

绿豆南瓜汤：绿豆与南瓜一同炖汤，可清热解暑、利尿通淋，适用于夏日中暑烦渴、心悸胸闷等症，也是糖尿病患者的理想汤品。

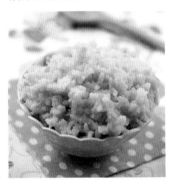

南瓜饭：南瓜、大米各适量，蒸饭食用，可健脾益气，适用于脾胃虚弱、营养不良等。

莲子南瓜羹：南瓜含有多种对人体有益的营养成分，与莲子搭配食用，能补气补血、补脾益肾、养心安神。

食用宜忌

☑ 一般人均可食用，尤其适合脾胃虚弱、爱美人士，以及糖尿病患者食用。

☒ 黄疸患者不宜食用。

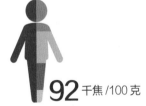

92 千焦/100克

● 热量

◉**主要营养素**：蛋白质、碳水化合物、膳食纤维、果胶、铁、钙、钾、维生素A、B族维生素、磷、铬、钴等。

西葫芦

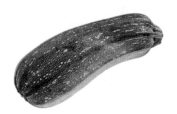

烹制西葫芦时，时间不宜太长，以免造成营养流失。

西葫芦又称荬瓜、白瓜、番瓜，有圆筒形、椭圆形和长圆柱形，颜色有白、白绿、深绿、墨绿等不同颜色，可炒食、做馅、做汤，也可做配菜，味道鲜美。

营养功效

西葫芦含有丰富的碳水化合物和钙、磷、钾等矿物质，可调节人体代谢，有减肥、防癌的功效。西葫芦含丰富的水分、膳食纤维以及 B 族维生素，有润泽肌肤、改善皮肤颜色、补充肌肤养分的作用，能让肤色更光泽。

西葫芦还含有一种干扰素的诱生剂，可以刺激机体产生干扰素，提高免疫力。

合理搭配健康加倍

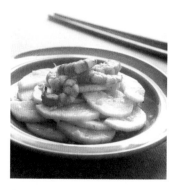

西葫芦炒虾仁：虾仁含有丰富的蛋白质和矿物质，搭配西葫芦，尤其适合孕妇食用。

西葫芦炒猪肉：猪肉富含优质蛋白质和脂肪酸，与西葫芦搭配，可软坚化痰、利水泻热、降低血压。

西葫芦配韭菜：韭菜和西葫芦都具有清热解毒、利水消肿的功效，二者同食，可祛风解表，促进食欲。

黄瓜配西葫芦：黄瓜和西葫芦都含有多种维生素，二者同食，具有美容养颜的功效。

食用宜忌

☑ 一般人均可食用。
☒ 脾胃虚寒的人应少吃。

75千焦/100克
● 热量

😊**主要营养素**：膳食纤维、B 族维生素、维生素 A、维生素 C、钾、镁、磷、钙等。

甜椒

甜椒又称柿子椒、灯笼椒，果实较大，颜色鲜艳，甜而不辣，可生食、炒食，多用于制作配菜。

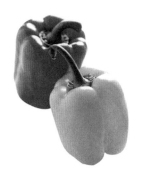

营养功效

甜椒含有丰富的维生素 A、维生素 C 和多酚类物质，能抗氧化，阻止自由基对细胞的破坏，降低癌症的发生率。甜椒性温，可增进食欲，帮助消化，还能缓解肌肉疼痛。

甜椒最好用大火快炒，以保持口感清脆和营养成分。

合理搭配健康加倍

甜椒炒鸡丁：如果有头晕、乏力、易倦、耳鸣、眼花、皮肤黏膜及指甲等颜色苍白等症状，而且体力活动后感觉气促，可以多食用甜椒炒鸡丁来增强体质，补充体力。

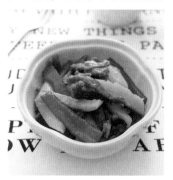

甜椒西芹炒瘦肉：是非常适合糖尿病患者食用的食谱，既补充大量的维生素 C 和膳食纤维，还可以保持血糖的平稳。

生菜甜椒沙拉：这道沙拉能够促进脂肪的新陈代谢，防止体内脂肪积存，有利于降脂瘦身。

食用宜忌

✅ 甜椒性温，味道甜而不辣，适合大部分人食用。儿童常食甜椒可促进食欲，平衡营养。

❌ 甜椒质厚、硬，脾胃虚寒的人不宜生吃。

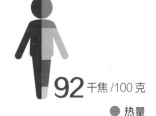

92 千焦/100克

● 热量

😊**主要营养素**：维生素 A、B 族维生素、维生素 C，膳食纤维、钙、磷、铁等。

辣椒因果皮含有辣椒素而有辣味，是非常好的蔬菜、调料，有开胃、增进食欲的功效。辣椒原产于墨西哥，明朝末年时传入我国，从此在餐桌上占据了重要位置。辣椒品种多样，辣度不同，口味也略有差异。

各种辣辣

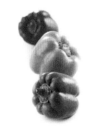

彩椒

彩椒是甜椒中的一种，因其色彩鲜艳繁多而得名。彩椒富含多种维生素（丰富的维生素 C）及微量元素，不仅能改善黑斑及雀斑，还有消暑、补血、消除疲劳、预防感冒和促进血液循环等功效。彩椒在生物上属于杂交植物，并不是转基因食物。

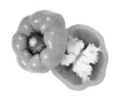

黄甜椒

黄甜椒的口味、营养与青椒基本相同，但比青椒中的 β－胡萝卜素含量高，而且颜色鲜艳，维生素 C 含量丰富。

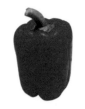

红甜椒

红甜椒除了颜色外，其他营养与青椒几乎相同。但红甜椒含有丰富的维生素 C，它的成熟度越高，维生素 C 含量越丰富。

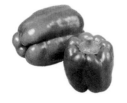

青椒

在甜椒中，青椒是非常常见的一种，颜色翠绿，质厚肉肥，甜而不辣，含有丰富的维生素。

秦椒

秦椒是辣椒中的佳品,有"椒中之王"的美誉,主要产于秦川一带。秦椒体形纤长,颜色鲜红,肉厚油多,辣味浓郁,有绿、红两种颜色,可分为青、干两种,尤以干椒最为有名。秦椒还含有丰富的维生素和多种营养成分,常被用来制成辣椒酱,可健胃、增加食欲。

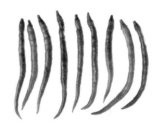

尖椒株型辣椒

尖椒株型辣椒矮小,分枝性强,叶片较小或中等,果实一般下垂,呈长角形,前端尖,微弯曲,有牛角、羊角、线形。果肉或薄或厚,辛辣味浓,供干制、腌制或制辣椒酱,如陕西的大角椒;肉厚、辛辣味适中的供鲜食,如尖椒。

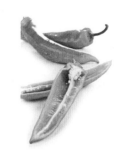

樱桃类辣椒

叶中等大小,呈圆形、卵圆或椭圆形,果小如樱桃,呈圆形或扁圆形,红、黄或微紫色,辣味甚强,制干辣椒或供观赏。如成都的扣子椒、五色椒等。

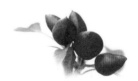

小米辣

小米辣是川菜中的常用食材,一般呈圆锥形或纺锤形,颜色有黄绿色、青绿色、红色、橙红色等多种,质轻脆或稍软,辣度非常高。川菜、湘菜等地方特色菜中,常用小米辣调味。

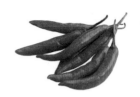

圆锥椒类

圆锥椒类的植株较矮,果实呈圆锥形或圆筒形,多向上生长,味辣。如仓平的鸡心椒等。

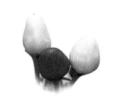

水果、坚果类

水果、坚果是膳食结构中不可或缺的一部分。水果是部分可食用植物果实和种子的统称，在人体营养中起着非常重要的作用。坚果事实上是某些植物的种子，果皮坚硬，但营养非常丰富，对儿童及青少年生长发育、体质改善有良好的功效。

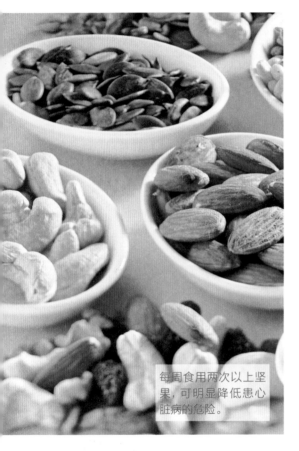

每周食用两次以上坚果，可明显降低患心脏病的危险。

营养功效

水果、坚果含有糖、淀粉、膳食纤维和果胶物质，其质量、数量与蔬菜有很大差异。水果、坚果中的维生素含量丰富，其种类可以弥补蔬菜中维生素的不足。

水果、坚果还是矿物质元素的重要来源，钙、磷、铁、钾、钠、镁等含量丰富，对维持机体酸碱平衡起着重要作用。

此外，水果、坚果含有丰富的芳香物质、有机酸和色素，对促进食物的消化，以及体内各种酶的形成有非常重要的作用。

建议摄入量

成人每天应摄入 200~400 克的水果，这个量基本等于中等大小的 1 个苹果。水果最好来源于两种不同品种，每种半个就可以基本满足需要量。

每天摄入 200 克水果的同时不同品种，应减少 25 克左右的主食，这样才能保证每天摄入总热量保持不变。

吃水果的最佳时间

有一种观念认为，上午的水果是金，中午到下午 3 点的水果是银，下午 3 点到晚上 6 点的水果是铜，晚上 6 点以后的水果则是铅。这种观念是正确的，吃水果的最佳时间是上午，尤其是早饭后，因为此时肠胃功能尚在激活中，恰好能消化、吸收水果的营养。

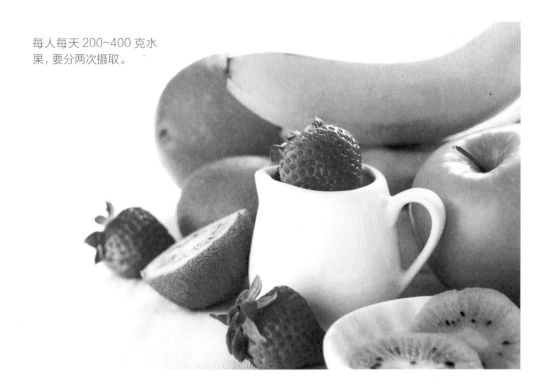

每人每天 200~400 克水果，要分两次摄取。

坚果的最佳食用时间

坚果最适宜饭中吃。饭中吃坚果有利于增强饱腹感，尤其是大杏仁、小杏仁、榛子这些含膳食纤维量很高的坚果，效果最好。

此外，下午3点是茶点时间，也可以用坚果来代替糕点。

水果不能代替蔬菜

水果中所含的营养物质与蔬菜中的营养物质有重合，很多人喜欢用水果代替蔬菜，事实上这种观念并不科学。蔬菜中天然食物纤维非常丰富，且多为不溶性膳食纤维，而水果中的膳食纤维多为可溶性纤维，二者功能不同。水果与蔬菜的营养成分存在着一定的差异，人们每天都要摄取足够的蔬菜。蔬菜中膳食纤维含量远远高于水果，而且是不可溶性纤维，有排毒作用。

水果中矿物质和微量元素也不如蔬菜丰富，但果糖等碳水化合物产生的热量却远远高于蔬菜，所以摄入同等量的水果和蔬菜，水果更容易让人发胖。

此外，水果中有鞣酸，蔬菜中有碱性物质，二者在调节身体酸碱度方面也有差异。

所以水果不仅不能代替蔬菜，而且每天摄入的蔬菜量还应高于水果。

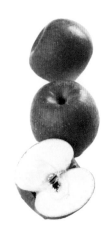

苹果中营养成分可溶性大，易被人体吸收，其有利于溶解硫元素，使皮肤润滑柔嫩。

苹果

苹果呈圆形，味甜或略酸，颜色有绿、红、黄色，营养丰富。苹果的品种非常多，根据其功用可分为酒用、烹调以及生食三大类。不同品种的颜色、大小、香味均有差别。

营养功效

苹果含有铬，能提高糖尿病患者对胰岛素的敏感性。苹果酸可稳定血糖，预防老年糖尿病，还能预防肥胖。苹果含有丰富的钾，可以促进体内钠的排出，从而降低血压，有效保护血管。苹果所含的维生素 C，有保持皮肤细嫩红润，美肤、靓肤的功效。

此外，多吃苹果可保护肺部免受污染和烟尘的影响，可预防铅中毒。

合理搭配健康加倍

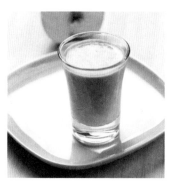

牛奶苹果汁：苹果有着天然的怡人香气，可消除压抑感，与牛奶搭配，清凉解渴、生津除热、抗癌防癌的效果倍增。

芦荟苹果汁：芦荟和苹果榨汁饮服，可生津止渴、健脾益肾、消食顺气。气管炎、多痰、胸闷者食用，有润肺宽胸的作用。

苹果配鲍鱼：苹果富含维生素 C，可促进人体吸收鲍鱼中的铁，使脸色红润，对预防贫血、美容养颜均有帮助。

食用宜忌

☑ 老少皆宜，非常适合婴幼儿、老年人和病人食用。

☒ 痛经、冠心病、心肌梗死、肾炎患者不宜多食。

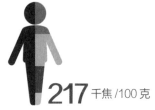

217 千焦/100克

● 热量

😊**主要营养素：**膳食纤维、碳水化合物、铁、磷、钾、镁、硒、铬、苹果酸、维生素 C 等。

红星苹果

红星苹果呈圆锥形，果面光滑，蜡质厚，熟透后呈现出诱人的红色，果肉呈淡黄色，口感爽脆，但果粉比红富士多，久置后口感绵软。红星苹果味甜、果汁多，有浓浓的苹果香，是冬春两季常见的品种。红星苹果，含有丰富的硫元素，经常食用可使皮肤光滑。

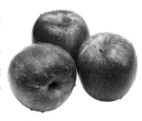

红富士

红富士苹果是以国光为母本，元帅为父本杂交而得的品种，有个头大、质优、味美的特点。红富士颜色粉嫩，果肉呈黄白色，肉质致密、细脆、果汁多，吃起来酸甜可口，清脆芳香。红富士所含糖大多是单糖，而且热量不高，很受减肥者欢迎。

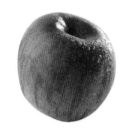

国光苹果

国光苹果个头较小，颜色大多为青中泛红或通体翠绿，储存一段时间后，变为红色或嫩黄色，口感清脆、酸甜。西方国家常用国光苹果烹调，可蒸煮、清炖、烧卤、煎炸，风味香浓。

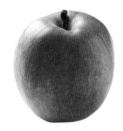

青苹果

青苹果就是颜色是绿色的苹果，果酸含量高，口感松脆，口味酸甜。青苹果除了具有普通苹果的功效外，还有养肝解毒、止泻的功效，适合年轻人食用。但胃酸过多以及脾胃虚寒者不宜多食。

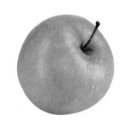

黄元帅苹果

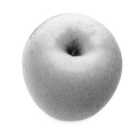

黄元帅苹果又称金帅、黄香蕉苹果，颜色嫩黄，口感绵软，口味酸甜，非常适合老年人食用。

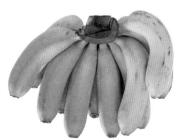

早餐、晚餐时，各吃一根香蕉，将会大大降低血栓形成的概率。

香蕉

香蕉是四季常见水果之一，采摘时果皮呈青绿色，成熟后果皮呈鲜黄色，果肉甜滑，口感醇香、绵软，富有营养，是药食俱佳的水果。

营养功效

香蕉富含多种维生素，且含钠、胆固醇较低，经常食用能有效防治动脉硬化，降低胆固醇，防治高血压和高血脂。香蕉中的维生素 B_2、柠檬酸可分解乳酸和丙酮酸，可消除身体疲劳。香蕉中丰富的钾能排出体内多余钠，有助于新陈代谢，预防心血管疾病。

香蕉所含的黏液物质还能保护胃黏膜，有养胃、护胃的功效。

合理搭配健康加倍

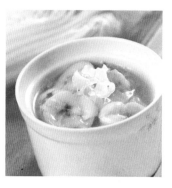

巧克力香蕉饮：香蕉和巧克力都可提振精神，情绪低落时，可适当吃些香蕉和巧克力，从而兴奋神经系统，改善心情。

香蕉银耳汤：香蕉富含色氨酸和维生素 B_6，具有安抚神经的效果，睡前喝这款汤，可起到镇静作用。但需要注意的是二者钾含量都高，大量食用会使血钾浓度增加，对患有急性及慢性肾炎、肾功能不全的人不利。

食用宜忌

✅ 老少皆宜，尤其适合高血压、心脑血管病患者，便秘者及减肥者食用。

❌ 胃酸过多者不宜吃，消化不良、腹泻者也应少吃。

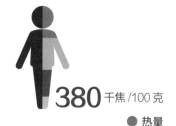

380 千焦/100克

● 热量

● 主要营养素：碳水化合物、膳食纤维、维生素 A、维生素 C、B 族维生素、色氨酸、磷、钾、镁等。

红枣

红枣又称大枣，与李、杏、桃、梅并称为"五果"。果实呈椭圆形，未成熟时呈黄绿色，成熟后呈褐红色，可鲜食，也可制成干果或蜜饯果脯等。

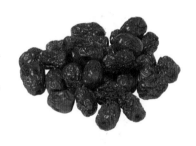

红枣食用不可过量，否则会影响消化。此外，红枣中糖分丰富，糖尿病患者不宜多食。

营养功效

红枣味甘、淡，性温，能调百味，既能滋补养血，又能健脾益气，增强机体免疫力。红枣所含的芦丁，有保护毛细血管通畅，防止血管壁脆性增加的功效，对高血压、动脉粥样硬化等病有一定缓解作用。红枣中的糖有促进蛋白质合成，增加血清总蛋白含量的作用。红枣所含的维生素 C 和维生素 P，可保持血管壁弹性，对缓解动脉硬化有一定效果。

合理搭配健康加倍

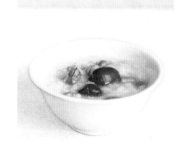

红枣花生粥：此粥对健脑与强身都起着很好的作用。

红枣芹菜汤：芹菜与红枣都含有丰富的铁和钙，二者搭配煮汤食用，有滋润皮肤、抗衰老、养血补气的作用。

红枣牛奶饮：红枣与牛奶搭配，可为人体提供丰富的蛋白质、脂肪、碳水化合物和钙、磷、铁、锌及多种维生素，能补血、开胃、健脾。

食用宜忌

☑ 一般人均可食用，尤其是女性。

☒ 有水肿症状，或湿热体质者，以及糖尿病患者不宜多吃。

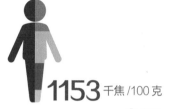

1153 千焦/100克

● 热量

😊**主要营养素**：蛋白质、脂肪、碳水化合物、有机酸、维生素 A、维生素 C、钙、铁、多种氨基酸等。

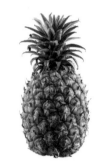

将菠萝榨汁，加入凉开水，每次饮用半杯，可清热除烦、生津止渴。

菠萝

菠萝又称黄梨，也有人称为凤梨，但其实质与凤梨不同。菠萝原产于南美洲，顶有冠芽，外皮粗糙，呈黄色或橘黄色，去皮后有坑斑，果肉呈嫩黄色，汁多、味酸甜，有特殊香味，可生食，也可用作烹调。

营养功效

菠萝含有大量的果糖、维生素、磷、柠檬酸和蛋白酶，能加速溶解纤维蛋白和蛋白凝块，降低血液黏度，具有抗血栓的作用。菠萝还含有一种叫"菠萝蛋白酶"的物质，可分解蛋白质，溶解阻塞于组织中的膳食纤维和血凝块，改善局部的血液循环；菠萝中的维生素 C 具有很好的代谢能力，能促使肠道毒素代谢，有利于保持消化功能的正常运作。菠萝中的柠檬酸可以促进胃液分泌，帮助消化，促进营养吸收。

合理搭配健康加倍

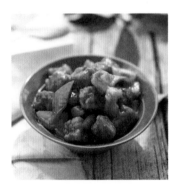

淡盐水腌菠萝：有些人吃菠萝会产生过敏症，用淡盐水浸泡后再吃，不仅味美，还可预防此症。

玉米粒拌菠萝：玉米富含膳食纤维，与菠萝同食，有助于降低血黏稠度，促进血液循环。

菠萝咕咾肉：二者一起烹饪，不仅能增加食欲，还能有效改善缺铁性贫血。

食用宜忌

☑ 一般人均可食用，尤其有肾炎、高血压、心脏病症状的人。

☒ 过敏体质者不宜食用。

171 千焦 /100 克

● 热量

😀主要营养素：碳水化合物、膳食纤维、有机酸、维生素 A、维生素 B₁、维生素 C、类胡萝卜素、钾等。

草莓

草莓又称红莓、洋莓、地莓，外皮红色，呈心形，果肉红中有白，多汁，口感鲜美，有特别浓郁的水果香，可生食或制果酒、果酱，也可作为布丁、松饼、蛋糕等糕点上的装饰。

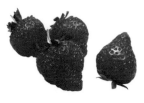

洗草莓时，用淡盐水浸泡10分钟，具有杀菌的作用。

营养功效

草莓含多种有机酸和果胶类物质，能帮助消化，促进肠胃蠕动，有排毒作用。它所含的鞣酸，可阻止机体对致癌物质的吸收。其中的维生素C有强抗氧化性，有抗癌作用。草莓含有果糖、柠檬酸、胡萝卜素等物质，女性常吃草莓，对皮肤、头发均有保健作用。

合理搭配健康加倍

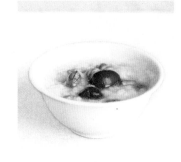

蛋黄草莓饮：蛋黄富含维生素E，与富含维生素C的草莓搭配，可加强维生素E的效果，达到护肤、防老、抗癌的作用。

冰糖炖草莓：草莓与养阴生津、润肺止咳的冰糖搭配，既润肤又止咳，适用于咽干舌燥、干咳无痰等日久不愈的病症。

食用宜忌

☑ 一般人均可食用。

☒ 醉酒者、尿路结石患者不宜多吃。草莓中过多的草酸钙可能会加重结石症状，所以不宜多吃。

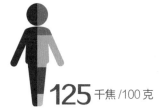

125 千焦/100克

● 热量

😊 **主要营养素**：碳水化合物、膳食纤维、B族维生素、维生素C、钙、磷、铁、钾、有机酸等。

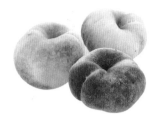

桃中钾的含量高，钠的含量低，非常适合高血压、高血脂患者食用。

桃

桃的颜色嫩红，表皮有茸毛，果肉有白色和黄色之分，果实多汁，口味清甜，可生食，或制桃脯、罐头等，味道鲜美。桃的品种较多，虽然形态各异，但营养价值基本相同。

营养功效

桃营养丰富，富含胶质物，能预防便秘。桃含有丰富的钙、磷、钾等元素，且含铁量较为丰富，是缺铁性贫血患者的理想辅助水果。桃所含的膳食纤维、果胶可以吸收胃肠的水分，延迟胃的排空时间，减缓葡萄糖在肠道中的吸收速度，从而降低血糖水平，对糖尿病患者有利。

此外，桃有补益气血、养阴生津的功效，适合大病之后，气血亏虚、面黄肌瘦、心悸气短者食用。

合理搭配健康加倍

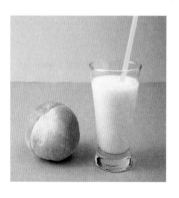

桃子香蕉饮：二者搭配，再添加适量芒果，一同榨汁饮用，有润喉、提升食欲的作用。

鲜桃大米粥：二者一起煮粥不但能预防贫血、强身养颜，还适用于气短倦怠、咳嗽气喘等症。

食用宜忌

☑ 适合气血两亏、面黄肌瘦、闭经、血瘀肿痛者食用。

❌ 婴儿、糖尿病患者、孕妇、月经过多者，以及有上火症状的人不宜多食。桃性温，过多食用会令人内热过盛，导致胃胀胸闷，所以不宜多食。

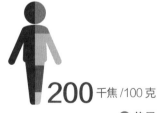

200 千焦/100克

● 热量

😀**主要营养素**：碳水化合物、膳食纤维、维生素 C、果胶、钙、镁、磷、铁、钾等。

荔枝

荔枝又称丹荔,果壳薄,有鳞斑状突起,色泽鲜紫、鲜红,果肉鲜时呈半透明凝脂状,质嫩多汁,口感甘甜,与香蕉、菠萝、龙眼被称为"南国四大果品"。

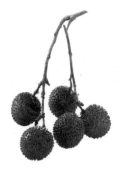

荔枝含有丰富的葡萄糖、蔗糖,可改善失眠、健忘症状,但不可多食,每天食用不宜超过5颗。

营养功效

荔枝中的糖含量列居水果首位,有补充能量、增加营养、提高免疫力的作用。它含有丰富的维生素,能促进微细血管的血液循环,令皮肤更加光滑有弹性。荔枝对大脑组织也有很好的补养作用,能明显改善失眠、健忘、力倦神疲等症状。

荔枝中维生素 C 含量较高,有助于增强机体免疫力,促进血液循环,保持肌肤光泽。

合理搭配健康加倍

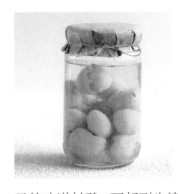

荔枝酒:荔枝有补脑健肾、开胃益脾的效果,与适量白酒搭配食用,对胃痛有一定疗效。

荔枝橙子饮:荔枝含有丰富的糖分、蛋白质、多种维生素、柠檬酸等,都对大脑组织有补益作用;橙子的味道甘酸,可起到生津止渴、除烦醒酒的功效。二者搭配,效果更佳。

食用宜忌

☑ 特别适合爱美人士、老年人食用。荔枝中丰富的维生素、果胶,可促进微细血管的血液循环,具有开胃益脾作用。

☒ 实热体质人,以及爱上火的人不宜多食。

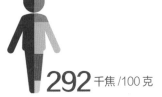

292 千焦/100克

● 热量

😊主要营养素:碳水化合物、蛋白质、柠檬酸、B 族维生素、维生素 C、叶酸、磷、钾、镁等。

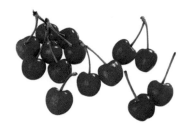

樱桃宜选择表皮饱满、色泽光艳，并有果蒂的。

樱桃

樱桃色泽鲜艳，红如玛瑙，黄如凝脂，果皮闪着光泽，果肉鲜美多汁，酸甜可口，常被用来当作糕点、饮品的配饰。

营养功效

樱桃营养特别丰富，果实富含糖、蛋白质、维生素及钙、铁、磷、钾等多种元素；含有的类黄酮，可清理血管，减少心血管疾病的发生。而其所含的维生素P能降低毛细血管通透性，可利尿、降低血压。樱桃所含的铁可促进血红蛋白再生，防治缺铁性贫血。樱桃含有丰富的维生素A，可防治夜盲症和视力减退，而其中的胡萝卜素及维生素C，可养颜驻容，使皮肤红润嫩白。

合理搭配健康加倍

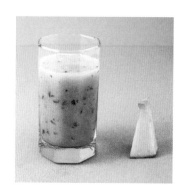

樱桃哈密瓜汁：樱桃和哈密瓜搭配食用，所含的铁与维生素C结合，可促进人体吸收铁，使脸色红润，并能预防贫血。

银耳樱桃粥：银耳与樱桃搭配，有补气、养血、嫩白肌肤的作用，是美容养颜的必备膳食。

食用宜忌

☑ 一般人均可食用，尤其适合爱美人士和儿童食用。

☒ 有便秘症状的人不宜食用。樱桃性温，会加重便秘症状。

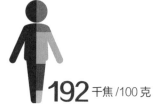

192 千焦/100克

● 热量

😀**主要营养素**：碳水化合物、胡萝卜素、维生素C、维生素P、类黄酮、铁、磷、钾、镁等。

杨梅

杨梅又称龙睛、朱红、树梅、山杨梅,是一种圆圆的、有如桂圆大小的新鲜水果,遍身生着平滑的小刺,颜色由淡红到深红,甚至到紫黑不等。新鲜的果肉是嫩红色的,多汁,口感酸甜。可直接食用,也可制成梅干。

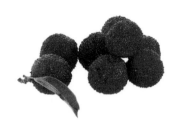

将杨梅熬浓汤饮用,有止腹泻的功效。

营养功效

杨梅富含果糖、维生素 C、柠檬酸、钾等,可抑制癌细胞,起到防癌、抗癌的功效。夏天常食杨梅还可以补钾,有助于血液循环,预防心脑血管疾病。杨梅中的维生素 C 可抗氧化,具有洁肤、美颜的作用。杨梅所含的膳食纤维可刺激肠胃蠕动,促进体内毒素的排出。

此外,杨梅可生津止渴,还对大肠杆菌、痢疾杆菌有一定的抑制作用,能辅助治疗痢疾、腹痛。

合理搭配健康加倍

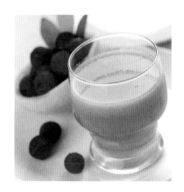

西柚杨梅汁:杨梅含有类似于辣椒素的成分,西柚的糖分能够立刻作为能量燃烧,不会变成脂肪堆积,因此有非常好的减肥功效。

杨梅绿豆粥:熬绿豆粥时,加些杨梅,可起到清热解毒、健脾开胃的效果,是夏季防暑养生的美味佳肴。

食用宜忌

☑ 一般人均可食用,尤其是儿童和中老年人。因为杨梅可开胃生津,有利于儿童进食,所含的钾又可以帮助中老年人降低血压。

☒ 溃疡患者和糖尿病患者不宜食用。因为杨梅对胃黏膜有一定刺激。

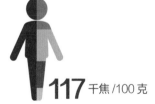

117 千焦/100克

● 热量

😀主要营养素:碳水化合物、胡萝卜素、B族维生素、维生素 C、钙、磷、钾、镁、柠檬酸等。

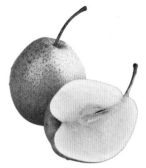

梨有利尿作用，夜尿频者在睡前要少吃梨。

梨

梨是常见的水果之一，果实有圆形、椭圆形或葫芦形，果皮有绿、白、黄、褐多色。果肉白嫩、多汁，口感脆爽，酸甜可口，有"百果之宗"的美誉。可直接食用，也可加工制作成梨干、梨脯、梨膏、梨汁、梨罐头等，可用来酿酒、制醋。

营养功效

梨含有丰富的水分，可解渴去烦。它含有某种酶，可促进蛋白质消化。梨所含的果糖、葡萄糖、蔗糖、天冬氨酸等，可以抵抗疲劳，令人精力充沛。梨还含有一种膳食纤维木质素，能在肠道中吸附胆固醇，降低胆固醇的吸收。

梨所含的硼，可以预防女性骨质疏松症，提高记忆力。梨性凉，入肺经，经常食用对肺结核、气管炎和上呼吸道感染有疗效。

合理搭配健康加倍

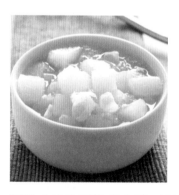

冰糖炖梨：冰糖可养阴生津、润肺止咳，与梨搭配，具有清热化痰、润肺止咳的功效，对治疗阴虚燥咳有辅助作用。

核桃仁梨汤：核桃可补血养气、止咳平喘、润燥通便，与有清热解毒、生津润肺功效的梨搭配食用，辅助治疗百日咳。

食用宜忌

✅ 一般人均可食用，尤其是妊娠反应严重的孕妇，以及有高血压、风湿病家族史的中老年人。

❌ 脾胃虚寒者宜少吃。因为梨性凉，多吃伤脾。

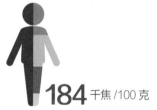

184 千焦/100克
● 热量

😊**主要营养素**：碳水化合物、膳食纤维、硼、钾、维生素C、B族维生素、果糖、果胶等。

葡萄

葡萄常成串，为圆锥形，每颗呈圆形或椭圆形，颜色有绿、青、红、褐、紫、黑等色，口味酸甜，味美汁多。颗粒大小、果皮情况以及口感、味道因品种而略有差异。葡萄可生食，也可制成葡萄汁、葡萄干和葡萄酒。

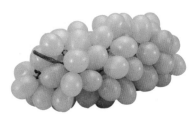

葡萄不宜多食，多食容易产生内热，每天吃100克左右即可。

营养功效

葡萄中的糖主要是葡萄糖，能很快地被人体吸收，可快速补充糖分。葡萄果肉含维生素及丰富矿物质，可促进皮肤细胞更新，使皮肤滋润保湿，并能预防血栓形成，降低人体血清胆固醇水平，降低血小板的凝聚力，对预防心脑血管病有一定作用。

葡萄含有的碳水化合物、果糖和葡萄糖可以迅速转化为能量，而且含有丰富的铁、钙、钾，对疲劳过度、贫血有一定缓解作用。

合理搭配健康加倍

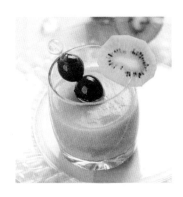

葡萄猕猴桃汁：这款果汁能充分补充维生素C，可以预防牙龈变得脆弱和出血。还含有氟，适量的氟可以促进牙齿和骨骼的形成及钙、磷的代谢，增强牙齿对细菌酸性腐蚀的抵抗力。

食用宜忌

☑ 一般人均可食用，尤其适合容易疲劳的人、贫血者，以及体弱者。癌症患者也可适量吃葡萄，因为葡萄中含有某种抗癌物质，对抑制癌细胞扩散有一定作用。

☒ 糖尿病患者不宜多吃葡萄。

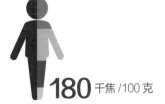

180 千焦/100克

● 热量

⊙ **主要营养素**：碳水化合物、苹果酸、草酸、柠檬酸、钙、磷、钾等。

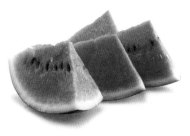

西瓜有清热解暑的功效，但多食容易伤脾助湿，老年人不宜多食。

西瓜

西瓜又称寒瓜，瓜呈圆形或椭圆形，外皮光滑，有浓绿、青绿色、白绿色，有花纹，果瓤常见为红色或黄色，味甘多汁，清爽解渴，是夏季常见解暑水果。果皮也可食用，可腌制、凉拌、制蜜饯。

营养功效

西瓜含有丰富的营养，除了脂肪与胆固醇外，其他人体所需的各种营养都可以在西瓜中找到。瓜瓤含有瓜氨酸和精氨酸，可利尿、降压，含有丰富的糖、蛋白质和微量的盐，能降低血脂、软化血管，预防心脑血管疾病。

西瓜味甘多汁，可缓解发热、口渴汗多、烦躁症状。西瓜皮还能制成西瓜霜，治疗口疮、牙疳、急性咽喉炎。

合理搭配健康加倍

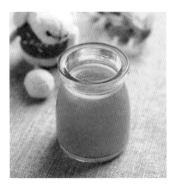

薄荷西瓜汁：西瓜具有生津止渴功能，而薄荷也有提神醒脑、镇静情绪的作用，在炎炎夏日，二者搭配榨汁，消暑除热的效果非常好。

西瓜瘦肉汤：猪瘦肉能够补肾养血、滋阴润燥，与西瓜搭配，可消暑解热、生津止渴，适用于烦渴多饮、口燥咽干、口舌生疮等症。

食用宜忌

☑ 新鲜西瓜营养丰富，老少皆宜，尤其适合爱美人士和高血压患者食用。

☒ 糖尿病患者不宜食用，因为西瓜含有丰富的糖。

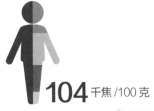

104 千焦/100 克

● 热量

😊 **主要营养素**：碳水化合物、维生素 A、维生素 B$_1$、维生素 B$_2$、维生素 B$_{12}$、维生素 C、镁、磷、钾、锌等。

猕猴桃

猕猴桃因外形、颜色像猕猴而得名。猕猴桃一般呈椭圆形,果皮呈深褐色,并覆盖着细密的毛,剥开表皮,果瓤是亮绿色的果肉,果肉中夹杂着黑色的种子。猕猴桃质地柔软,味道酸中带甜。成熟度高的猕猴桃甜度非常高,可鲜食或榨汁,有"水果之王"美称。

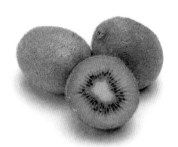

餐前食用猕猴桃有益于吸收其营养,餐后食用可促进消化。

营养功效

猕猴桃含有丰富的维生素 C 和良好的可溶性膳食纤维,不仅能降低胆固醇,保持心脏健康,还可以帮助消化,预防便秘,快速清除并预防体内堆积的有害代谢物。猕猴桃所含的精氨酸,可改善血液循环,有助于缓解忧郁情绪。

此外,猕猴桃含有丰富的维生素 E 和维生素 K,对美容、减肥也很有益处。

合理搭配健康加倍

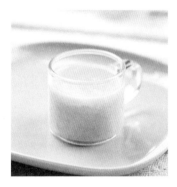

猕猴桃酸奶汁:酸奶富含益生菌,与营养丰富的猕猴桃同食,可促进肠内益生菌的生长,防治便秘。

猕猴桃薏米粥:猕猴桃与富含碳水化合物的薏米一起煮粥,可除烦止渴、健脾补肺、滋肾益精,还可有效预防便秘。

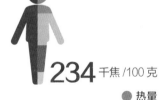

234 千焦/100 克

● 热量

😋**主要营养素**:碳水化合物、膳食纤维、叶酸、维生素A、维生素 C、维生素 E、维生素 K、钾、钙、磷、镁等。

食用宜忌

☑ 一般人均可食用。女性食用后,有助于缓解女性生理期、产期的抑郁情绪。

☒ 脾胃虚寒者不宜多食。猕猴桃性寒,脾胃虚寒者食用后会加重症状。

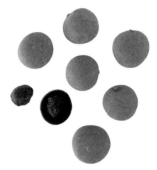

桂圆有安神作用，但疲乏的人不宜多食，以免引起嗜睡。

桂圆

桂圆又称龙眼，外形圆滚，大小如弹丸，皮褐色，果肉晶莹剔透，呈乳白色或淡黄色，隐约可见果肉中红黑色的果核。新鲜桂圆肉质鲜嫩，汁多甜蜜，可鲜食，也可晒干后直接食用，或烹调食用。

营养功效

桂圆含有丰富的铁质，是女性补血的首选食物；它还含有丰富的维生素、葡萄糖，对心脾虚损、气血不足所致的健忘、惊悸、眩晕等症有很好的作用。鲜桂圆中含有大量的抗氧化物质，常食有一定的抗癌作用，对老年人腰腿酸痛也有很好的缓解作用。

桂圆含有丰富的蛋白质、脂肪和矿物质，尤其适合气血两虚、劳心之人。

合理搭配健康加倍

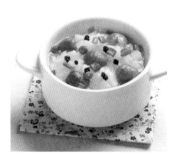

山药桂圆粥：山药、桂圆与大米一起煮粥食用，可健脾益气、温补心脾。月经期食用，有助气血恢复。

桂圆莲子红枣粥：桂圆具有养血安神的功效，红枣也是补血养血的佳品，与莲子、银耳、大米搭配食用，不但可养血安神，而且对闭经也有一定疗效。

食用宜忌

☑ 体弱者、妇女最适宜食用，失眠者、贫血者、记忆力减退者、中老年人以及更年期女性均可食用。

☒ 孕妇、咳嗽者、痰湿型眩晕者，以及上火、发炎者要谨慎食用。

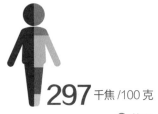

297 千焦/100克

● 热量

😀**主要营养素**：碳水化合物、蛋白质、胡萝卜素、维生素C、B族维生素、钾、磷、镁、钙、钠、铁等。

山楂

山楂又称山里红，是我国特有的药果兼用食物。果实较小，呈圆形，表皮为鲜红色，有细密的皱纹和斑点，顶端凹陷，有花萼残迹。果肉为白中带红或白中带绿，皮薄，味酸甜，内有坚硬的果核，可鲜食，也可制成干果或糕点、零食食用。

《日用本草》记载，山楂味甘、酸，性微温，有化食积、行结气、健胃宽膈的功效。

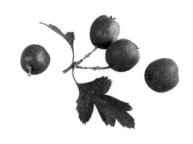

山楂煎水或用山楂干冲泡茶饮，每天饮用一杯，有降压、降脂的功效。

营养功效

山楂有非常重要的药用价值，一直是健脾开胃、消食化滞、活血化痰的良药。山楂含有多种有机酸，能最大限度地保护其中的维生素 C，使其在加热情况下也不会被破坏，所以山楂也是人体非常重要的维生素 C 补剂。

山楂含有丰富的碳水化合物、膳食纤维，以及槲皮苷，有扩张血管、祛痰平喘和防辐射的作用。

合理搭配健康加倍

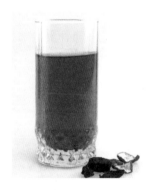

山楂茶：山楂洗净切片，小火煮 20 分钟后加白糖代茶饮服，有活血散瘀、消积止痛的功效，可辅助治疗眩晕、眼花、失眠、心悸等症。

山楂薏米汤：此汤可消食化积、健脾开胃、除湿。

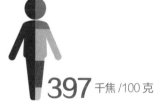

397 千焦/100 克

● 热量

😀**主要营养素：**碳水化合物、维生素 A、维生素 C、维生素 E、钙、磷、钾、钠、镁等。

食用宜忌

☑ 一般人均可食用，尤其是有产后恶露不尽症状的产妇，有厌食、脾胃不化症状的儿童，以及体重超标的人。

☒ 孕妇不宜多食山楂。因为山楂有破血散瘀的作用，孕妇食用过多会导致流产。

橘子色彩鲜艳，果实外皮肥厚，内藏瓤瓣，瓤瓣内果肉呈粒状，肉嫩汁多，酸甜可口。以鲜食为主，也可用来制作罐头，或放在糕点上做配饰。

橘子

营养功效

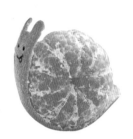

橘子全身是宝，肉、皮、络、核、叶都可入药，果肉含有丰富的维生素C，可促进皮肤微循环，美白肌肤，使皮肤光滑细腻有弹性。橘络含有芸香苷，能使血管保持正常弹性和密度，减少血管壁的脆性和渗透性，对预防心脑血管疾病有一定的功效。

橘子中丰富的果胶能促进脂类及胆固醇排出，并减少外源性胆固醇的吸收，有降低血脂的作用。

食用宜忌

☑ 一般人均可食用，尤其适合妊娠反应较重的女性，以及有心脑血管疾病的老年人。

☒ 胃酸过多者不宜多食。

橘核

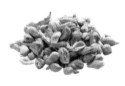

橘核是指橘子的果核，味苦，性平，微温，有理气散结止痛的功效。中医常用来治疗乳房结块胀痛、腰痛等症状。

橘络

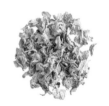

橘络是指橘皮内层的网状筋络，味甘、苦，性平，与橘肉同食，有行气通络、化痰止咳的功效。因此，吃橘子时，最好不要将橘络摘得过于干净。

陈皮

陈皮又称橘皮，是成熟橘子的果皮经晒干或低温干燥后获得的，有辛散通温、理气、健脾的功效。常与木香、枳壳等配伍应用。

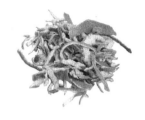

绿橘皮

绿橘皮是指橘子未成熟的果皮，因色绿而得名。绿橘皮味苦、辛，性温，有疏肝破气、散结消痰的功效。常用于肝郁气滞所致的胸胁胀满、胃脘胀闷。

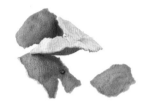

砂糖橘

砂糖橘又称十月橘，因其味甜如砂糖而得名，果皮橙中带红，果肉爽脆、汁多，吃时沁心润喉，令人回味无穷。它含有丰富的果糖以及其他营养物质，有润肺清肠、理气化痰、补血健脾的功效。

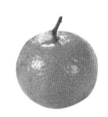

金橘

金橘又称金柑，果实呈椭圆形，大小如栗子，金黄色，有光泽，果皮上有许多腺点，部分品种可食用，可生食，也可制作蜜饯。整株金橘常被当作春节期间的观赏植物。

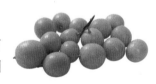

柑

柑与橘子无论是果实、果皮颜色，还是口味都非常相似，柑果实比橘子大，果皮较厚，果皮与果肉之间有空隙，容易剥离。柑味甘，性寒，有利肠胃热毒、解丹石、止暴渴、利小便的作用。

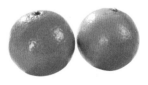

每天 2 个核桃，乌发又养颜，尤其是孕妇特别需要补充核桃。

核桃

核桃又称胡桃，带外果皮时呈橄榄球形或圆形，剥掉外果皮后多为圆形，前端有尖，果核壳坚硬，有许多凹坑。剥开果壳，果仁状如大脑，有皱纹，可生食、炒食，也可以榨油、配制糕点等，味美，营养价值高，有"长寿果"之称。

营养功效

核桃含有丰富的精氨酸、油酸、抗氧化物质，可保护心血管，对预防冠心病、中风等疾病大有裨益。核桃仁含有较多的蛋白质和必需脂肪酸，可滋养脑细胞，增强脑功能。它所含的大量维生素 E 能促进血液循环，经常食用还能润肌肤、乌须发。

此外，核桃含有铬，能促使葡萄糖转化为能量被消耗掉，对糖尿病患者非常有利。

合理搭配健康加倍

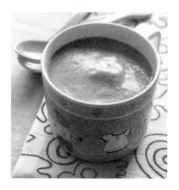

红枣核桃羹：红枣与核桃都是补血养颜的佳品，搭配食用，可为人体提供丰富的蛋白质、碳水化合物和各种维生素。

核桃牛肉汤：这款汤肉烂味鲜，能补气养血、强身增重。

食用宜忌

☑ 肾虚、肺虚、神经衰弱、气血不足者多食，脑力劳动者和青少年尤其适合。

☒ 腹泻、阴虚火旺者，痰热咳嗽、便溏腹泻者不宜多食。一般人均可食用核桃，但体虚便溏者不宜食用。

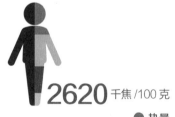

2620 千焦/100克

● 热量

😊**主要营养素**：蛋白质、脂肪、碳水化合物、膳食纤维、氨基酸、胡萝卜素、维生素E、钾、锰、钙、磷、铁、铬等。

葵花子

葵花子又称瓜子，是向日葵的种子和果实，呈尖锥形，有大有小，果壳颜色有黑、灰、白等色，果仁白色，可生食，也可炒吃、榨油，或做糕点。

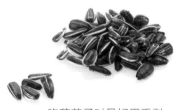

吃葵花子时最好用手剥皮，因为大量嗑葵花子会严重耗费唾液，久而久之会影响口腔健康，甚至影响消化。

营养功效

葵花子含有丰富的不饱和油脂和矿物质，有助于降低人体血液中的胆固醇水平，有益于保护心血管健康。它含有丰富的维生素 E，具有较强的抗氧化作用，经常食用可延缓细胞衰老，使情绪安定。

葵花子含有的矿物质比例非常适合人体的需要，经常食用可增强记忆力，改善失眠，对心脑血管疾病和神经衰弱有很好的作用。

合理搭配健康加倍

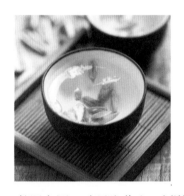

冰糖葵花子茶：冰糖与葵花子一起冲服，可平肝祛风、理气消滞、清热利湿，适用于血痢、痛经、白带、胃痛、便秘等症。

糯米葵花子粥：糯米富含烟酸，有助于人体吸收葵花子中的叶酸，二者煮粥食用，对预防贫血、刺激食欲、促进儿童成长有益。

食用宜忌

☑ 一般人均可食用，尤其适合脑力工作者，以及易疲劳的人食用。

☒ 老年人和小儿不可多食。因为炒食后的葵花子燥热，多食容易刺激胃部，降低食欲。

2575 千焦/100克

● 热量

😋主要营养素：蛋白质、脂肪、碳水化合物、维生素 A、维生素 E、锌、镁、钾、亚油酸等。

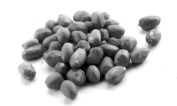

花生宜煮食、炖食，能避免营养素的破坏，也易于消化吸收。

花生

花生又称落花生，被人们誉为"植物肉"。荚果果壳坚硬，呈葫芦形、茧形，表面有网络状脉纹，每个荚果中有2~6颗种子，种子呈圆形或椭圆形，种皮多为红色，可生食、炒食，也可榨油或制作糕点。

营养功效

花生含有丰富的维生素 K，每100克花生就含有100微克的维生素 K。维生素 K 有很好的止血作用，对多种出血性疾病和因出血引起的贫血有很好的疗效。

花生所含的维生素 E 和锌，能增强记忆，抵抗衰老，对维持大脑功能有很好作用。它所含的叶酸和大量不饱和脂肪酸，有助于坏胆固醇的排出，对高脂血症的缓解很有帮助。

合理搭配健康加倍

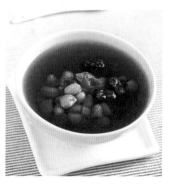

花生红枣汤：花生与红枣配用能补脾益血、止血，适用于脾虚血少、贫血病人，对血小板减少性紫癜、血友病等疾病的出血症状有止血功效。

花生炖猪蹄：花生与猪蹄炖汤能补脾益血，催乳、增乳，尤其适合产后缺乳的产妇。

食用宜忌

☑ 营养不良、食欲不振、咳嗽者，有高脂血症、冠心病、动脉硬化等症状的人，以及儿童、青少年、老年人都宜食用。

☒ 胆病患者、血黏度高或有血栓的人不宜多吃。

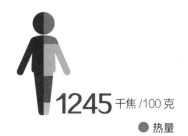

1245 千焦/100克
● 热量

😊**主要营养素**：蛋白质、脂肪、碳水化合物、镁、磷、钾、锌、B 族维生素、维生素 E、维生素 K、叶酸等。

栗子

栗子又称毛栗,与杏、桃、李、枣并称为"五果",果壳呈鲜亮的红褐色或深褐色,剥壳后果肉为白色,熟后果肉呈淡黄色,味甜,口感绵软,可生食,也可蒸食、炒食、煮食。

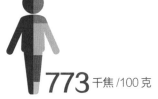

栗子能供给人体较多的热量,并能帮助脂肪代谢。

营养功效

栗子含有丰富的淀粉、蛋白质、脂肪以及 B 族维生素,可补益营养、增强体力,具有益气健脾,厚补胃肠的作用。它含丰富的维生素 B_2,对日久难愈的小儿口舌生疮和成人口腔溃疡有益。每天吃栗子 3~5 枚,可补益肝肾,辅助治疗肾虚所致的腰膝酸软、腰肢不遂、小便频数以及折伤肿痛等症状。

合理搭配健康加倍

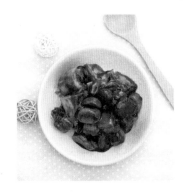

栗子炖鸡块:与鸡搭配,具有补肾强筋、补中益气等作用。

栗子薏米粥:栗子与薏米搭配,具有补益脾胃、补肾利尿、利湿止泻的功效,可辅助治疗食少乏力等症。

红枣栗子汤:栗子健脾益气、补肾消肿,与补血养脾的红枣搭配,可治因肾虚而导致的腰酸背痛、腿脚无力和小便频多等症。

食用宜忌

☑ 肾虚老年人,小便频多、气管炎咳喘、内寒泄泻的人宜食。

☒ 婴幼儿、脾胃虚弱者、糖尿病患者不宜多食。

773 千焦/100克
● 热量

😊主要营养素:碳水化合物、蛋白质、脂肪、维生素 A、B 族维生素、维生素 C、磷、钾、镁等。

杏仁

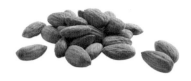

杏仁含有丰富的杏仁油，有软化皮肤、血管的功效。

杏仁是水果杏的果实和种子。杏仁呈扁平卵形，一端圆，另一端尖，覆有褐色的薄皮，根据口感可分为甜杏仁和苦杏仁两种。甜杏仁味道清甜，细腻，多用来食用，常加入蛋糕、曲奇和菜肴中；苦杏仁味苦，多作药用。

营养功效

杏仁含有一些特殊成分，可有效控制人体内胆固醇含量，降低心脑血管疾病发生的概率。杏仁含有丰富的蛋白质、微量元素和维生素，能补充人体正常所需的营养素，而它所含的脂肪为不饱和脂肪酸，对心脏非常有益。

杏仁含有丰富的黄酮类和多酚类成分，不但能够降低人体内胆固醇的含量，还能降低心脏病和很多慢性病的发病危险。杏仁还含有苦杏仁苷，这是一种生物活性物质，能进入血液，抑制癌细胞发展，有防癌、抗癌的作用。

合理搭配健康加倍

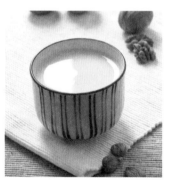

杏仁核桃糊：甜杏仁、核桃仁各 15 克，微炒研末后开水冲服，用于久患喘咳、肺肾两虚、干咳无痰、少气乏力等症。

银耳杏仁汤：银耳可补脾开胃、养阴清热，与杏仁炖汤食用，不但能补虚养身、美容养颜，还可止咳平喘、润肠通便。

食用宜忌

✅ 一般人均可食用，尤其适合有呼吸系统疾病、癌症家族史的人，以及体虚的女性、老年人和遗尿的幼儿等食用。但每日不宜食用过多，以 5~15 个为宜，最好分次食用。

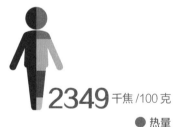

2349 千焦/100 克
● 热量

😀**主要营养素：**碳水化合物、B 族维生素、维生素 E、钙、钾、铁、黄酮类、苦杏仁苷、杏仁油等。

腰果

腰果因其长得像动物肾脏而得名，颜色为青灰色、黄褐色，熟腰果多为淡黄色，散发着诱人的香气，可直接食用，也可油炸、盐渍、制作糖饯，香美可口，风味独特。

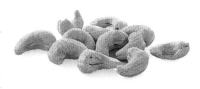

老年人每天吃上几粒腰果，可明显改善维生素摄入不足的状况。

营养功效

腰果营养丰富，含有丰富的不饱和脂肪酸，对滋养神经细胞、维持大脑功能有非常好的作用。它含丰富的维生素 B_1，是身体中某些酶的重要来源，对预防皮肤病，维持心脏、神经及消化系统正常功能非常有益。

此外，经常食用腰果，可提高机体的抗病能力，提高机体素质。

合理搭配健康加倍

碧螺腰果：用碧螺春茶煮腰果能润肠通便、排毒养颜，效果相当不错。

腰果炒虾仁：虾仁和腰果都含有铁和铜，能帮助铁转成带氧的血红蛋白，从而亮丽皮肤，丰润毛发，减轻关节炎的疼痛。

腰果配大蒜：腰果含有维生素 B_1，与杀菌效果极强的大蒜同食，有助于消除疲劳、集中注意力，同时具有护肤效果。

食用宜忌

☑ 一般人均可食用，尤其是容易出现维生素摄入不足的老年人。

✗ 过敏体质者宜少吃，因为腰果中含有某些致敏物质，容易引起过敏。

2307 千焦/100克

● 热量

主要营养素：蛋白质、脂肪、碳水化合物、维生素 A、B 族维生素、钙、镁、钾、铁、铜等。

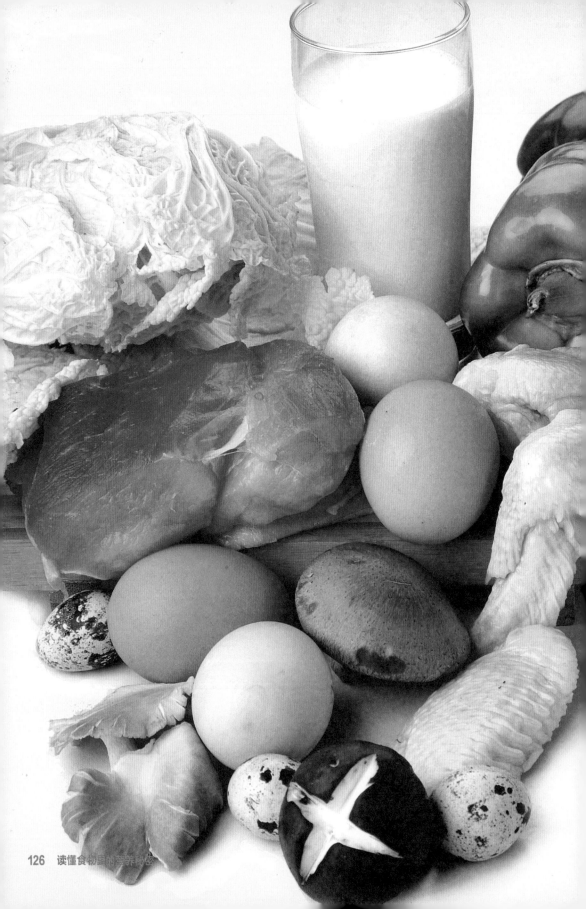

肉蛋类

人们俗称的肉类食物，事实上包括畜肉和禽肉两大类，常见的畜肉类食物有猪肉、牛肉、羊肉，而禽肉包括鸡肉、鸭肉、鹅肉等。畜肉是人体优质蛋白的主要来源，而禽肉向来以高蛋白、低脂肪、高营养价值著称，肉类食物在人类营养结构中有着不可替代的位置。蛋类营养丰富，也是机体营养的重要来源之一。常见蛋类为鸡蛋、鸭蛋、鹅蛋和鹌鹑蛋，其中，食用最为普遍的是鸡蛋。

营养功效

肉类食物是人体优质蛋白以及某些维生素、矿物质的主要来源。肉类食物营养丰富，味道鲜美，食用后更耐饥，还可以使机体变得更加强壮。肉类食物中的蛋白质更加全面，且更容易被人体吸收。

蛋类食物营养也较为全面，不仅富含蛋白质，氨基酸组成模式与人体氨基酸组成模式非常接近。蛋类食物还含有大量的磷脂、钙、铁等矿物质和维生素，几乎能被机体完全吸收利用，是非常理想的营养来源。

建议摄入量

肉类食物每日摄入量为 50~75 克。

蛋类食物每日摄入量为 25~50 克，相当于 0.5~1 个鸡蛋。

如何挑选到优质肉

新鲜肉表面富有光泽，切开肌肉，可看到优质肉显现出的光亮，而久置的肉颜色发暗，不够光亮。

用手轻轻碰触肉表面，新鲜的肉表面微干或微湿润，不粘手，用手指按压后的凹陷能立即恢复；久置的肉表面干燥，摸起来有些粘手，用手指按压后，凹痕不容易恢复。

产妇不宜多吃鸡蛋

产妇不宜多食鸡蛋。产妇体力消耗大，消化功能下降，立即吃鸡蛋会加重胃肠负担，造成消化不良，反而影响身体恢复。即使消化功能已经恢复，产妇每天吃 1 个鸡蛋就能保证营养需求。

红肉和白肉的异同

所指肉类	红肉	白肉
食物特征	在烹饪前呈现出红色的肉，通常指羊肉、牛肉、猪肉、兔肉	在烹饪前呈现出白色的肉，通常指禽肉和鱼肉
营养特点	肌肉纤维粗硬，脂肪含量较高	肌肉纤维细腻，脂肪含量较低，脂肪中不饱和脂肪酸含量较高
对身体健康影响	患心脑血管疾病的危险性增加	降低心脑血管疾病的危险性

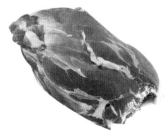

烹煮羊肉时，放适量甘草、料酒和生姜，可去腥膻味。

羊肉

羊肉在古时被称为羖肉、羝肉、羯肉，有山羊肉、绵羊肉之分。羊肉肉质与牛肉相似，比猪肉肉质细嫩，但肉膻味较浓。常被用来炒食、烤食、炖食和涮火锅。

营养功效

羊肉同猪肉、牛肉相比，脂肪、胆固醇含量较少，它对人体的"副作用"更低，而且羊肉肉质细嫩，容易消化，可以提高身体素质，增强抗疾病能力。羊肉含有丰富的蛋白质、脂肪、矿物质，可增加热量，促进血液循环，有御寒暖身的作用。羊肉含维生素 B_1、维生素 B_2、维生素 E 和铁，可预防贫血，改善手脚冰冷的症状。

合理搭配健康加倍

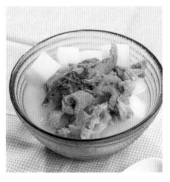

白萝卜炖羊肉：羊肉与萝卜搭配，具有补中益气、安心止惊、开胃消食之功效，尤其适合产后缺乳的产妇。

羊肉炖豆腐：羊肉温热大补，与富含卵磷脂及异黄酮的豆腐搭配，不仅能补充多种微量元素，还可清热泻火、除烦止渴。

食用宜忌

✅ 一般人均可食用，尤其是老年人和男性。羊肉可缓解老年人耳鸣眼花、腰膝无力症状，还有助元阳、补精血的功效。

❌ 发热患者不宜多食。因为羊肉性热，会加重发热。

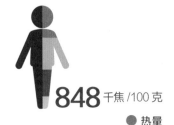

848 千焦/100克

● 热量

😊**主要营养素**：蛋白质、脂肪、钙、磷、铁、维生素 B_1、维生素 B_2、维生素 E、烟酸等。

牛肉

牛肉是消费量仅次于猪肉的肉类食物，有黄牛肉、水牛肉之分，肉色鲜红，可炒食、炖食、烤食和涮火锅，味道鲜美，有"肉中骄子"的美称。

《本草纲目》记载，牛肉味甘，性平，入脾、胃经，有安中益气、养脾胃、补虚壮健、强筋骨、消水肿、除湿气的功效。

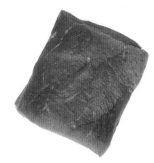

一周吃一次牛肉即可，牛肉中的脂肪更应少食，以免增加体内胆固醇含量。

营养功效

牛肉所含的蛋白质、氨基酸能提高机体抗病能力，更适合身体虚弱的病人补血养血、修复组织。其所含的锌可减少胆固醇的蓄积，防治动脉硬化；镁能促进心血管的健康，预防心脏病发作。牛肉中的肌氨酸能强壮肌肉，提供脑细胞活动所需的能力，有利于大脑发挥功能。

合理搭配健康加倍

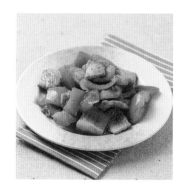

青椒炒牛肉：牛肉富含维生素 B_2，与富含类胡萝卜素与维生素 C 的青椒搭配，有维持毛发、肌肤与指甲健康的功效。

萝卜炖牛肉：萝卜与牛肉搭配，可为人体提供丰富的蛋白质、维生素 C 等营养成分，具有利五脏、益气血的功效。

食用宜忌

☑ 凡身体虚弱、营养不良者，均宜多吃。尤其适合贫血、血虚的人食用，不仅能补气还能补血。

☒ 高脂血症患者，湿疹、疮毒等皮肤病患者，肝病、肾病患者慎食。

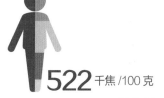

522 千焦/100克

● 热量

⊙**主要营养素**：蛋白质、脂肪、肌氨酸、氨基酸、维生素A、B 族维生素、铁、钙、锌、镁等。

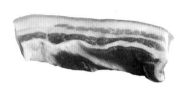

每周喝一次猪肉红枣汤，可以提供丰富的蛋白质，可以养血止血，健脾益胃。

猪肉

猪肉又称豚肉，是餐桌上常见的肉食，纤维较为细软，烹调后味道特别鲜美，可炒食、炖食。

《滇南本草》记载，猪肉味酸，性凉，可疗狂病，补肾气，虚弱、久病不愈的人吃猪肉可渐愈。

营养功效

猪肉中的蛋白质能满足人体生长发育的需要，尤其是精瘦猪肉的蛋白质可补充豆类蛋白质中必需氨基酸的不足。猪肉可为人体提供血红素铁和促进铁质吸收的半胱氨酸，有效改善缺铁性贫血。猪肉所含的脂肪可提供人体所需要的热量，所含维生素 B_1 的含量居肉类之冠，能帮助人体新陈代谢，预防末梢性神经炎。

不同部位猪肉口感及烹调

梅花肉：猪上肩肉的一部分，约 20 厘米长，瘦肉中间杂细细的肥肉丝，犹如梅花一样，肉质细嫩，烹调后不油腻，鲜美可口，久煮不老。

前臀尖：是紧挨猪前腿，向上一点的部位，肉质稍嫩，其中的梅花肉价格最为昂贵。

里脊肉：是脊骨下面一条与大排骨相连的瘦肉，是最嫩的猪肉，产量较少，常被用来炒、熘和烤食。

后臀尖：位于臀部上面的瘦肉，肉质与里脊非常相似，常被用来代替里脊肉，可用于炒、炸、熘。

五花肉：是指肋骨部位至肘部的肉，通常为一层肥肉、一层瘦肉夹层排列，最多的排列有五层，适合红烧、炖和粉蒸肉。

食用宜忌

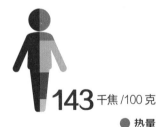

143 千焦/100 克

● 热量

😊 **主要营养素**：蛋白质、脂肪、钠、铜、锌、维生素 B_1、维生素 B_2、维生素 B_6 等。

☑ 老少皆宜，尤其适合气血不足、心悸、腹胀、痔疮患者食用。

☒ 肥胖、高脂血症、心血管疾病患者不宜食用。

鸭肉

鸭肉是许多美味名菜的主要原料，其蛋白质含量要比畜肉高很多，脂肪含量适中且分布较均匀，适用于滋补，可炒、炖，也可煲汤。

《本草纲目》记载，鸭肉味甘、咸，性寒，入肺、肾经，有补虚劳、消毒热、利小便、除水肿、消胀满、利脏腑、退疮肿、定惊痫的功效。

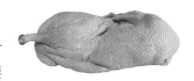

鸭肉与海带炖食，可软化血管、降压，非常适合"三高"人群食用。

营养功效

鸭肉富含不饱和脂肪酸和短链脂肪酸，有助于降低胆固醇，保护心脑血管。鸭肉含有丰富的烟酸，对心肌梗死等心脏疾患有保护作用。鸭肉含 B 族维生素，对人体新陈代谢、神经系统、心脏、消化和视觉的维护都有良好的作用，还能抵抗多种炎症；所含维生素 E 可清理血液，保护血管健康，还有抗衰老的作用。

合理搭配健康加倍

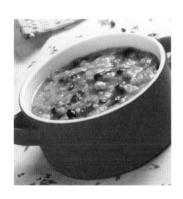

鸭肉红豆粥：红豆与鸭肉搭配，有良好的利尿作用，能解酒、解毒。

山药炖老鸭：鸭肉可滋阴养胃、清肺补血，山药可益气养阴、健脾益胃，二者搭配，不但营养丰富，还可健脾止渴、固肾益精。

食用宜忌

☑ 一般人均可食用，尤其适合产后乳少或无乳的产妇食用。

☒ 脾胃虚弱者不宜多食。

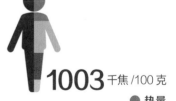

1003 千焦/100 克

● 热量

😊**主要营养素**：蛋白质、脂肪、维生素 A、B 族维生素、烟酸、铁、铜、锌、钾、钙、磷等。

鸡肉

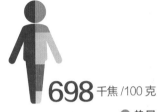

鸡肉性温，容易上火的人要少吃。

鸡肉是餐桌上最常见的禽肉之一，肉质细嫩，脂肪含量少，滋味鲜美，可炒、炖、凉拌和煲汤。鸡的品种很多，不同的品种其鸡肉味道和功效也有差异。

《本草纲目》记载，鸡的种类很多，各地均有，大小、形色各异。丹雄鸡肉味甘，性微温，可治女人崩中漏下；白雄鸡肉味酸，性微温，有下气、疗狂邪、安五脏、去消渴的作用；黑雌鸡肉味甘、酸，性温、平，可治风寒湿痹、五缓六急，有安胎作用。

营养功效

鸡肉中的蛋白质容易被人体吸收，是脂肪、磷脂的重要来源，有增强体力、强壮身体的作用。鸡胸脯肉中含有较多的 B 族维生素，具有消除疲劳、保护皮肤的作用。鸡肉有温中益气、强筋骨、健脾胃的功效。

乌鸡：又称武山鸡、乌骨鸡，是一种皮肤、肌肉、骨头、内脏都是乌黑颜色的一种鸡。乌鸡羽毛有白色、黑色、蓝色、暗黄色以及灰色、棕色等，羽毛的颜色不影响其皮肤乌黑的事实。乌鸡营养丰富，含有多种氨基酸和多种微量元素，有美容、保健、防癌的功效。

三黄鸡：指黄色羽毛的优质肉鸡的统称，因其具有喙黄、羽毛黄、爪黄的"三黄"特点而得名，其肉质细嫩，味道鲜美。可煮熟后凉拌，也可炒食、煲汤。

老母鸡：指生长期长的母鸡，其肉含有丰富的鲜味物质，脂肪含量也相对较高，适合炖汤。炖出的鸡汤更加美味、香浓，比较适合久病体虚、体弱者以及产妇食用。

食用宜忌

✅ 一般人均可食用，尤其适合血虚、脾虚、体弱者和肺病患者。

❌ 癌症患者、尿毒症患者不宜多食。

698 千焦/100克

● 热量

😊**主要营养素**：蛋白质、脂肪、碳水化合物、维生素 A、B 族维生素、钙、磷、铁、铜等。

鸡蛋

　　鸡蛋又称鸡卵、鸡子，是母鸡所产的卵，含有丰富的营养。蛋壳颜色虽然有别，但所含营养基本相同。鸡蛋里的蛋白与蛋黄，两者之间所含营养素差别较大。鸡蛋可煮食、蒸食、炒食，也可用来做汤。

　　《本草纲目》记载，鸡蛋味甘、咸，性平，入心、胃、肾经，卵白有清气作用，可治疗伏热、目赤、咽痛；卵黄有补血作用，可治下痢、胎产诸疾。

白皮鸡蛋的营养价值与红皮鸡蛋的营养基本相同，食用时不必分得过细。

营养功效

　　鸡蛋含有丰富的优质蛋白，每 100 克鸡蛋含 13.3 克蛋白质，2 个鸡蛋所含的蛋白质大约相当于 50 克鱼或瘦肉的蛋白质，而且容易消化。每 100 克鸡蛋含脂肪 8.8 克，大多集中在蛋黄中，以不饱和脂肪酸为多，脂肪呈乳融状，易被人体吸收。鸡蛋所含 DHA 和卵磷脂对神经系统和身体发育有很大的作用，能健脑益智，改善记忆力。

合理搭配健康加倍

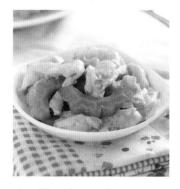

　　苦瓜炒鸡蛋：苦瓜含有丰富的维生素 C，与鸡蛋搭配，能促进骨骼、牙齿及血管的健康，使铁质吸收得更好。

　　西红柿炒鸡蛋：西红柿富含的维生素 C 可提高鸡蛋中维生素 E 的吸收率，搭配食用，能抗衰老。

食用宜忌

　　☑ 一般人均可食用，尤其适合发育期婴幼儿食用。
　　☒ 肝、胆病患者及高热患者忌食。

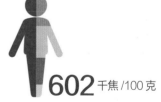

602 千焦/100 克

● 热量

😊 **主要营养素**：蛋白质、DHA、卵磷脂、维生素 A、B 族维生素、铁、磷等。

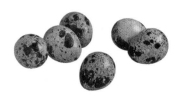

6 岁以下的幼儿吃鹌鹑蛋,每天两三个为宜。

鹌鹑蛋

鹌鹑蛋有"卵中佳品"之称,近圆形,个体较小,每个大约 5 克,蛋壳上有棕褐色斑点,蛋壳内有蛋白与蛋黄。鹌鹑蛋通常煮至全熟或半熟后去壳,用于拌沙拉,也可以腌制、水煮或做胶冻食物。

《中国药膳》记载,鹌鹑蛋味甘,性平,入肝、肾经,可补气益血、强筋壮骨,对久病或病弱体衰、心悸失眠、头晕目眩有很好的缓解作用。

营养功效

鹌鹑蛋个头很小,但是营养丰富,蛋白质、脂肪、碳水化合物含量与鸡蛋基本相同,而 B 族维生素,特别是维生素 B_2 的含量是鸡蛋的 2 倍,可以促进生长发育;磷脂含量也高于鸡蛋,但胆固醇含量低于鸡蛋。对 6 岁以下幼儿来说,可以选择吃鹌鹑蛋,每天两三个为宜。因为鹌鹑蛋中的磷脂含量要比鸡蛋更高。

合理搭配健康加倍

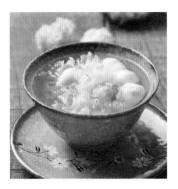

银耳鹌鹑蛋汤:银耳可滋阴润燥,与营养丰富的鹌鹑蛋同食,其强精补肾、益气养血、健脑强身的功效更为显著。

鹌鹑蛋牛奶羹:鹌鹑蛋富含卵磷脂,且极易被人体吸收,牛奶则富含蛋白质和钙,二者搭配,适合胃弱体虚者。

食用宜忌

☑ 一般人均可食用,尤其是幼儿、老年人、孕产妇以及身体虚弱的人。

☒ 脑血管患者不宜多食鹌鹑蛋。

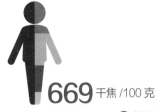

669 千焦/100 克

● 热量

😀**主要营养素**:蛋白质、脂肪、卵磷脂、维生素 A、B 族维生素、钙、磷、钾、钠、镁、硒等。

鸭蛋

鸭蛋又称鸭卵，是家禽鸭子的卵，个头比鹅蛋小，但比鸡蛋稍大一些，蛋壳呈淡青色或白色。因鸭子食用水生动植物，新鲜鸭蛋略有腥味，不如鸡蛋可口，常被用来腌制，口味咸香，非常美味。

《医林纂要》记载，鸭蛋味甘，性凉，入心、肺、脾经，有补心清肺、止热嗽、治喉痛的功效。

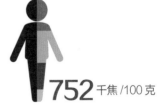

咸鸭蛋中铁和钙含量远远高于鸡蛋，但因钠含量较高，不宜多吃。

营养功效

鸭蛋含有蛋白质、磷脂、维生素 A、维生素 D、钙、钾、铁、磷等营养物质，其维生素 B_2 含量更为丰富，是补充 B 族维生素的理想食物之一。鸭蛋所含的矿物质高于鸡蛋，尤其是铁和钙，经常食用可预防贫血，有益于骨骼发育。

合理搭配健康加倍

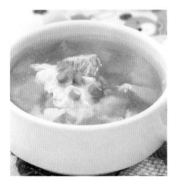

猪肉鸭蛋汤：猪肉能为人们提供优质的蛋白质和必需的脂肪酸，与鸭蛋搭配可滋阴补血，补虚养身。

鸭蛋冬瓜汤：鸭蛋和冬瓜都含有丰富的钙，二者搭配食用，不仅可以增加人体对钙质的吸收和利用，还能清热祛痰。

食用宜忌

☑ 一般人均可食用，尤其适宜肺热咳嗽、咽喉痛、泻痢之人食用。

☒ 生病期间暂不宜食用，高血压病、高脂血症、动脉硬化及脂肪肝者忌吃。

752 千焦/100克

● 热量

😋 **主要营养素**：蛋白质、脂肪、钠、钙、铁、锌、维生素 A、B 族维生素等。

水产类

水产类是湖泊、海洋、江河里出产的动物或藻类的统称，如各种鱼、虾、蟹、贝类、紫菜、海芽菜、海带等都属于水产类。

水产类食物品种非常多，仅鱼类根据地域就可以分为鲤鱼、青鱼、鲢鱼等湖泊鱼，鲈鱼、刀鱼、鲫鱼等江鱼，以及带鱼、黄鱼、鲭鱼等海鱼；贝类中蛤蜊、田螺、牡蛎都是非常常见的。水产类是非常大的食物范畴，在人们膳食结构中占有非常重要的地位。

水产类食物还是人体重要的矿物质来源。大多数海产品都含有丰富的矿物质元素，经常食用可均衡营养，调节身体酸碱平衡。

建议摄入量

成年人每天摄入鱼虾类食物量应为50~100克，儿童可适当增加。

有些人群不宜多吃鱼

正在服用药物，尤其是止咳药物的人，不宜吃鱼，尤其不能吃深海鱼，以免引起组胺过敏。

痛风患者。海产品含有丰富的嘌呤物质，而这些物质正是导致痛风的元凶，因此不宜多吃。

孕妇不宜多吃海产品。因为海产品可能受金属污染，摄入过多，可能会导致汞等金属中毒，影响胎宝宝健康。

鱼皮

海鱼、淡水鱼的鱼皮都含有丰富的胶原蛋白和微量元素，味道鲜美，且有养颜护肤作用，可焖、烩、煲、炖、干煸、红烧等。

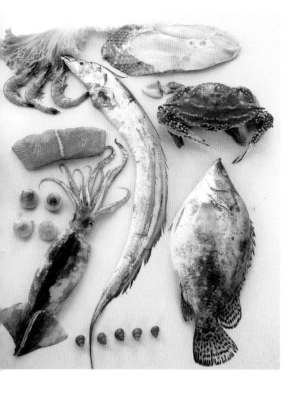

营养功效

水产类食物为人体提供丰富的优质蛋白。鱼类食物中蛋白为完美的优质蛋白，非常易于消化吸收。鱼类脂肪含量低，而且其脂肪多为不饱和脂肪酸，经常食用还能起到降血脂、防治动脉粥样硬化的作用。

鲫鱼

鲫鱼是生活于淡水中、以植物为主食的杂食性鱼类，头像小鲤鱼，形体黑胖，少数呈白色，肚腹大而脊隆起，常栖息在柔软的淤泥中。每年的 2~4 月和 8~12 月是鲫鱼最为丰美的时期，肉质细嫩，可煲汤，也可煎食，肉甜味美。

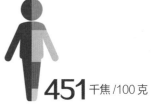

鲫鱼最宜煲汤，非常适合产妇、中老年人，以及病后虚弱者食用。

营养功效

鲫鱼所含的蛋白质质优、完美，非常易于消化吸收，适合脾胃虚弱的人食用，可增加抗病能力。鲫鱼肉嫩味鲜，有较强的滋补作用，可滋补强身。鲫鱼能和中开胃、活血通络，有良好的催乳功效，用活鲫鱼煨汤，连汤食用，可治产后少乳等症状。

此外，鲫鱼子能补肝养目，鲫鱼脑有健脑益智的作用。

合理搭配健康加倍

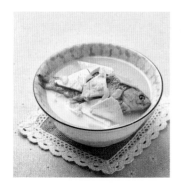

豆腐鲫鱼汤：具有清心润肺、健脾益胃的功效，是秋冬干燥季节的清润汤品。

木耳炖鲫鱼：木耳与鲫鱼搭配，有温中补虚利尿的作用，还含有较高的核酸，常吃有润肤养颜和抗衰老的作用。

食用宜忌

☑ 老少皆宜，尤其适合产后缺乳的产妇，脾胃虚弱、痔疮、慢性久痢者食用。

☒ 感冒发热的人不宜多吃。

451 千焦/100 克

● 热量

😋 **主要营养素**：蛋白质、脂肪、碳水化合物、维生素 A、钙、磷、钾、钠、镁、硒等。

鲤鱼

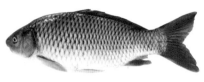

鲤鱼所含蛋白质为优质蛋白，消化吸收率非常高。

鲤鱼是亚洲原产的温带性淡水鱼，常单独或小群地生活于暖和的湖泊，或水流缓慢的河川中，形体流线型，灰褐色，肉质紧密，味甜甘美，可炸、煎、糖醋，也可炖食。

营养功效

鲤鱼含有丰富的蛋白质，吸收率可达 96%，所含的脂肪多为不饱和脂肪酸，能很好地降低胆固醇，防治动脉硬化、冠心病。它含有丰富的钾离子，可防治低钾血症，增强肌肉强度，帮助高血压、高脂血症患者改善肌肉疲劳状况。鲤鱼含有的丰富矿物质、维生素及氨基酸，非常适合脾胃虚弱者，以及有胎动不安、妊娠性水肿等症状的孕妇食用。

合理搭配健康加倍

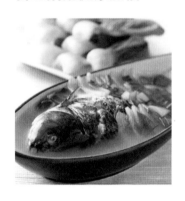

冬瓜炖鲤鱼：冬瓜与鲤鱼搭配，具有清热解毒、化痰利尿的功效。

白菜炖鲤鱼：白菜与鲤鱼搭配，含有丰富的蛋白质、碳水化合物、维生素 C 等多种营养素，可辅助治疗妊娠水肿。

鲤鱼黄瓜片：鲤鱼可消肿，黄瓜可利水，二者搭配，特别适合于消化不良、下肢水肿、高血压等病患者及孕产妇、肥胖者食用。

食用宜忌

☑ 一般人均可食用，尤其适合孕妇以及肝病患者。鲤鱼有平肝补血的功效，可作为肝硬化、肝腹水患者的辅助食疗。

☒ 皮肤溃疡患者不宜多食。

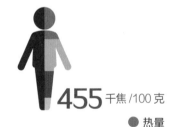

455 千焦/100克

● 热量

😊主要营养素：蛋白质、脂肪、维生素 A、氨基酸、钙、磷、钾、钠、镁、硒等。

草鱼

草鱼又称鲩鱼,体呈圆筒形,头部稍平扁,尾部侧扁,口呈弧形,无须,体色为浅茶黄色,背部青灰,腹部灰白,常居于江河湖泊中的中下层和近岸多水草区域。草鱼生长快,个头大,肉质肥嫩、少刺,可清蒸、糖醋,也可炖、煎,味道鲜美。

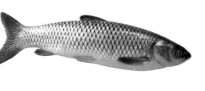

大量食用草鱼会诱发各种疮疥,女性在月经期也不宜食用。

营养功效

草鱼含有丰富的硒元素,经常食用有解毒清热、明目降压的功效,适用于体虚气弱、食欲不振者。草鱼含有丰富的蛋白质、维生素 A 等营养成分,还具有很好的医疗保健作用。草鱼含有丰富的不饱和脂肪酸,可促进血液循环,保护血管,是心血管病人的食疗佳品。

合理搭配健康加倍

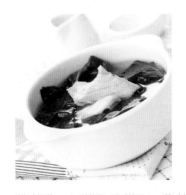

草鱼海带汤:草鱼与海带一起炖汤,可起到健脾和胃、润肺补虚、清热解毒的作用。

草鱼炖豆腐:具有补中调胃、利水消肿的功效。

西红柿草鱼片:西红柿有蔬菜中"维生素仓库"的美称,与草鱼片搭配,营养十分丰富,孕妇可多食用。

木耳鱼片汤:草鱼含有丰富的蛋白质、脂肪等营养物质,与木耳、青菜搭配具有增强体质的作用。

食用宜忌

☑ 老少皆宜,尤其适宜胃寒体质、久病虚弱、头痛、食少的人食用。

☒ 草鱼肉是发物,痛疖、疔疮患者多食会诱发诸疮。

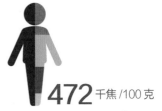

472 千焦/100克

● 热量

😋主要营养素:蛋白质、脂肪、维生素 A、钙、磷、钾、钠、镁、硒等。

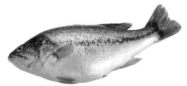

孕产妇吃鲈鱼可健脾益气，补益体力。

鲈鱼

鲈鱼又称鲈鲛、花鲈，体形似鳜鱼，身长数寸，色白，有黑点，口大鳞细，典型特征为 4 个鳃，每年四五月份出现，秋末冬初最为丰腴，肉质白嫩、清香，为蒜瓣形，没有一点儿腥味，最宜清蒸、红烧或炖汤。

营养功效

鲈鱼含有丰富的蛋白质、维生素 A、B 族维生素、钙、镁、锌等元素，有补肝肾、益脾胃、温胃祛寒、化痰止咳、补气安神的作用。鲈鱼中的蛋白质很容易消化，而锌元素可维持神经系统正常功能，还可促进伤口愈合，有预防及淡化疤痕的作用。

合理搭配健康加倍

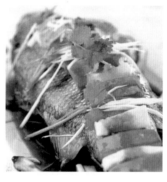

柠檬蒸鲈鱼：不仅能开胃消食，还能舒解精神压力、减肥瘦身。

鲈鱼人参汤：滋补强身的人参与鲈鱼炖汤，有助于增强记忆力，消除压力及因熬夜、晚睡产生身体缺氧状态，维持身体基本代谢功能。

南瓜炖鲈鱼：南瓜中富含类胡萝卜素，与富含维生素 D 等营养成分的鲈鱼搭配食用，不但营养全面，还可预防感冒。

食用宜忌

☑ 老少皆宜。尤其适合铜元素缺乏、肝肾不足的人，以及孕产妇食用。

☒ 皮肤病、疮肿患者不宜多食，否则会诱发疮患。

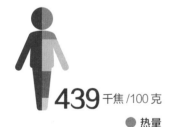

439 千焦/100克

● 热量

😊主要营养素：蛋白质、维生素 A、B 族维生素、维生素 D、钙、镁、铁、锌、钾、钠、磷等。

甲鱼

甲鱼又称鳖、水鱼、团鱼、王八等，形状像龟，但比龟更扁平，背际和四肢呈暗绿色或浅褐色，腹面白里透红，头颈和四肢可以伸缩，脸尖长，多栖息于稻田、河沟、池沼中。甲鱼常用来炖汤，肉鲜美，有"美食五味肉"的美称，甲壳可入药。

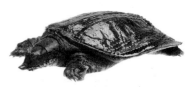

甲鱼的边缘肉裙含有动物胶质，不容易消化吸收，不宜过量食用。

营养功效

甲鱼含有多种维生素和微量元素，可增强身体抗病能力，调节人体内分泌。甲鱼肉及其提取物能有效抑制癌细胞，并可缓解因化疗、放疗而引起的贫血、虚弱、白细胞减少等症。用甲鱼壳熬制的胶，具有滋阴益肾、强筋健骨的功效，可防治肾亏虚弱、头晕、遗精等症。

合理搭配健康加倍

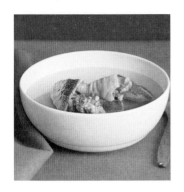

冬瓜炖甲鱼：甲鱼可润肤、明目，冬瓜生津止渴、除湿利尿、散热解毒，二者搭配，不但营养丰富，还可美容瘦身。

甲鱼羊肉汤：甲鱼和羊肉炖汤，具有滋阴补血、补肾壮阳的功效，适用于腰酸背痛、少白头、畏寒、遗精、心烦口燥等症状。

食用宜忌

☑ 身体虚弱的人宜食，尤其适合癌症患者，身体虚弱、贫血、肺结核、高血压、冠心病患者食用。

☒ 肠胃功能虚弱、消化不良的人应谨慎食用，失眠患者、孕妇、产妇忌食。

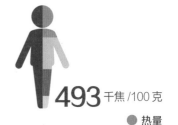

493千焦/100克

● 热量

😀**主要营养素**：蛋白质、脂肪、维生素 A、维生素 E、氨基酸、钙、磷、钾、钠、镁、硒等。

泥鳅

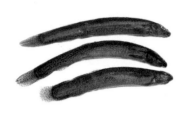

烹制泥鳅时，一定要保证煮熟、炖透，否则可能会感染寄生虫。

泥鳅形体细长，呈圆筒形，颜色青黑或青灰，个头较小，没有鳞，全身有黏液，所以很难抓住。泥鳅营养价值很高，常被用来干炸、炖汤。

营养功效

泥鳅含有丰富的核苷，能提高身体抗病毒能力。它含有的磷酸葡萄糖变位酶能维护肝脏健康，可辅助治疗肝炎。泥鳅黏液有抗菌消炎作用，对小便不利、湿热黄疸、病后盗汗有一定治疗作用。

泥鳅还含有优质蛋白质、维生素，以及丰富的不饱和脂肪酸，可帮助人体抵抗血管衰老，有助于缓解心脑血管疾病。

合理搭配健康加倍

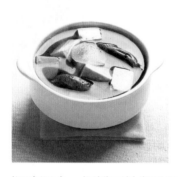

泥鳅炖豆腐：泥鳅可解毒利尿，更富含蛋白质和维生素，可润泽肌肤；豆腐则能清热生津、解毒降浊。二者搭配，可清热解毒、亮丽皮肤。

泥鳅胡椒羹：泥鳅加水煮成羹，加少许胡椒、盐调味服食。泥鳅可补肾助阳，胡椒可温肾壮阳，这道菜适用于肾虚阳痿之症。

食用宜忌

☑ 一般人均可食用，特别适合身体虚弱、脾胃虚寒、营养不良、体虚盗汗的人食用。

☒ 阴虚火盛的人不宜多食。

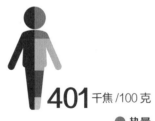

401 千焦/100克

● 热量

😀 **主要营养素**：蛋白质、胆固醇、维生素 A、钙、磷、钾、钠、镁、硒等。

鳝鱼

鳝鱼又称黄鳝，体形似蛇，没有鳞，大多呈黄褐色、微黄或橙黄，有深灰色斑点，也有少许鳝鱼为白色。鳝鱼在夏秋之际最为丰腴，可炒、可炸。

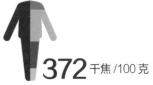

鳝鱼含有"鳝鱼素"，能调节血糖，适合糖尿病患者食用。

营养功效

鳝鱼含有丰富的卵磷脂，有补脑健身的功效，所含"鳝鱼素"的特殊成分，可清热解毒、凉血止痛、润肠止血，并能降低血糖，对糖尿病患者有益。鳝鱼含有丰富的维生素 A，可保护视力。它所含丰富的 B 族维生素，可有效维持心脏、神经系统功能，协调蛋白质、氨基酸、脂肪等能量物质的代谢。

合理搭配健康加倍

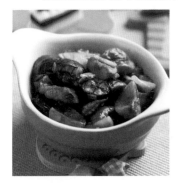

板栗黄鳝煲：黄鳝能补五脏、填精养血、除风湿、活筋骨，搭配板栗，对筋骨酸痛、浑身乏力、精神疲倦都有良好的作用。

青椒炒鳝鱼：鳝鱼富含蛋白质、磷、铁等成分，青椒则富含维生素 C，与鳝鱼搭配，可帮助吸收鳝鱼的营养。

食用宜忌

☑ 老少皆宜，尤其适合身体虚弱者、产妇，以及眼疾患者、糖尿病患者食用。

☒ 虚热者，瘙痒性皮肤病患者，支气管哮喘、淋巴结核、癌症、红斑狼疮患者应慎食。

372 千焦/100克

● 热量

😀**主要营养素：**蛋白质、脂肪、DHA、卵磷脂、磷、钙、铁、维生素 A、维生素 B_1、维生素 B_2、烟酸等。

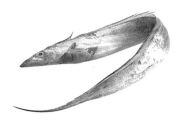

带鱼不可多食，尤其是有疮疥病症的人，否则会导致病情加重。

带鱼

带鱼因体形如带而得名，呈银灰色，尾部逐渐变细，为黑色，仿佛一根细鞭。带鱼肉厚、刺多，寸宽，可煎食、炖食，肉质紧实，味鲜。

营养功效

带鱼中的不饱和脂肪酸碳链较长，具有降低胆固醇的作用。带鱼含有丰富的镁，对心血管系统有很好的保护作用，有利于预防高血压、心肌梗死等心血管疾病。带鱼含有大量的矿物质，是补充矿物质和蛋白质的优质食品，常吃带鱼有补益五脏、养肝补血、泽肤养发的功效。

合理搭配健康加倍

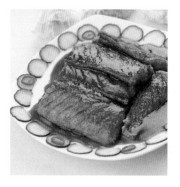

糖醋带鱼：有消食开胃的作用，适用于老人、咀嚼能力较差以及营养不良的人。

木瓜带鱼汤：木瓜可健脾消食，与带鱼搭配炖汤，有养阴、补虚、通乳的作用，对产后少乳、外伤出血等症具有一定疗效。

胡萝卜炖带鱼：带鱼富含 DHA 和卵磷脂，若与富含胡萝卜素的胡萝卜搭配食用，可有效提高记忆力与注意力。

食用宜忌

✅ 老少皆宜，尤其适合老年人、儿童、孕产妇、心脑血管病患者，以及白血病、胃癌、淋巴肿瘤患者食用。

❌ 患有疥疮、湿疹等皮肤病或皮肤过敏的人应慎吃。

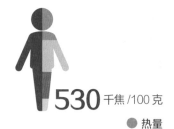

530 千焦/100克

● 热量

😊**主要营养素**：蛋白质、脂肪、DHA、卵磷脂、维生素 A、B 族维生素、钙、磷、钾、钠、镁、硒等。

黄鱼

黄鱼又称石首鱼、黄花鱼，有大小黄鱼之分，体形类似鲟鱼，色灰白，夹杂金色，无鳞，肉质鲜嫩，可清蒸、油炸、煎。

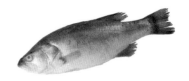

优质黄花鱼颜色均匀、自然；眼睛黑而光亮；鱼身上没有伤痕，头比较大，尾柄细长。

营养功效

黄鱼含有丰富的蛋白质、微量元素和维生素，对人体有很好的补益作用。它含有丰富的硒元素，能清除人体代谢产生的自由基，延缓衰老，可防治癌症。黄鱼含有 17 种氨基酸，是癌症患者理想的蛋白质补充源，尤其是对大肠癌并有大便溏泻者有较好的食疗作用。

小黄鱼

小黄鱼又称小黄花鱼，体形似大黄鱼，比大黄鱼小，呈柳叶形，头较长，眼小，其肉质鲜嫩，营养丰富，是优质食用鱼，也是婴幼儿及病后体虚者的滋补和食疗佳品。常用来油炸、煎食。小黄鱼对体质虚弱的人和中老年人有很好的补益作用。

大黄鱼

大黄鱼又称大鲜、大黄花、桂花黄鱼，端午节前后为主要汛期，此时的大黄鱼身体肥美，鳞色金黄，最具食用价值。大黄花鱼大多冷冻后食用，可清蒸、煎、炸，也可去内脏盐渍后，晒干制成咸鱼或罐头；鱼鳔可干制成"鱼肚"。大黄鱼肝脏含有丰富的维生素 A，是制作鱼肝油的良好原料。大黄鱼含有丰富的硒元素，能清除体内的游离自由基，延缓衰老。

食用宜忌

☑ 一般人均可食用，尤其适合女性和老年人食用，可补中益气、延缓衰老。

☒ 哮喘患者、过敏体质者应慎食。

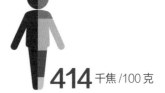

414 千焦/100 克

● 热量

😊 主要营养素：蛋白质、氨基酸、脂肪、碳水化合物、钙、磷、铁、维生素 A、硒、尼克酸等。

鱿鱼

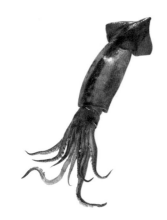

一般人均能食用鱿鱼，但每次 50 克即可，且要烤、煮熟透后再食。

鱿鱼是乌贼的一种，身体呈圆锥形，体色苍白，有淡褐色斑，常游弋于深约 20 米的海洋中。目前市场看到的鱿鱼有身体肥大的"枪乌贼"，也有身体细长的"柔鱼"。鱿鱼肉质细嫩，可鲜食，也可制成鱿鱼干，口味独特。

营养功效

鱿鱼营养丰富，富含蛋白质、钙、磷、铁以及硒、碘、锰、铜等微量元素，能缓解疲劳，提高自身免疫力。它所含的牛磺酸，可抑制血液中的胆固醇含量，而所含的多肽和硒等微量元素，则有抗病毒、抗辐射的作用，能调节血压、改善肝脏功能。

合理搭配健康加倍

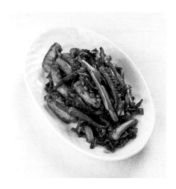

韭菜炒鱿鱼：鱿鱼可以滋阴养胃、补血润肤，与韭菜搭配食用对骨骼发育和造血十分有益。

玉米笋炒鱿鱼：鱿鱼中含有维生素 B_6，搭配富含维生素 B_1 和维生素 B_2 的玉米，可提高维生素 B_6 的功效，让贫血者拥有好气色。

木耳鱿鱼汤：木耳能补血养颜，鱿鱼能滋阴润肤，二者搭配食用，其丰富的蛋白质、铁质及胶原质可使皮肤嫩滑且有血色。

食用宜忌

☑ 老少皆宜，尤其适合儿童、贫血的人，以及肝脏病患者和爱美人士食用。

☒ 脾胃虚寒的人应少吃，心血管疾病患者应慎吃，湿疹、荨麻疹患者应忌吃。

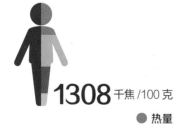

1308 千焦/100 克
● 热量

😀**主要营养素**：蛋白质、牛磺酸、钙、磷、硒、铁、维生素 B_6、维生素 B_{12}、维生素 E 等。

海参

海参又称海鼠、刺参、海黄瓜，是一种生活在海边至深海的软体动物。全身呈圆柱形，浑身长满肉刺，体色有黑褐、黄褐、绿褐、纯白或灰白等，与人参、鱼翅、燕窝齐名。肉质软嫩，营养丰富，是典型的高蛋白、低脂肪食物。

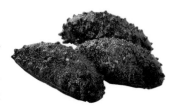

泡发海参时，一定不要让海参沾上油，否则海参会自溶。

营养功效

海参中微量元素钒的含量居各种食物之首，可参与血液中铁的输送，增强造血功能，预防贫血。它所含的多糖类、蛋白质、海参素等多种营养素，有补肾益精、养血润燥、止血消炎、和胃止渴的作用。海参含有的精氨酸是合成人体胶原蛋白的主要原料，对人体的生长发育、预防组织老化、促进伤口愈合、抑制癌细胞都有特殊功效。

合理搭配健康加倍

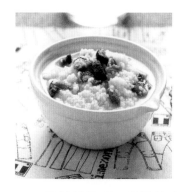

小米海参粥：小米与海参一起煮粥，适用于产妇血虚津亏、大便燥结者。

海参羊肉汤：海参和羊肉都是温补之物，可补血补身、滋阴壮阳，两者搭配或先后食用，可强身健体、补充精力。

芦笋拌海参：芦笋能防止癌细胞扩散，海参同样是抗癌食物，搭配食用，可增加抗癌功效，适用于各种癌症患者的辅助治疗。

食用宜忌

☑ 老少皆宜，尤其适合青少年、老年人、高血压、冠心病、肝炎、贫血、糖尿病、胃溃疡患者食用。

☒ 脾胃虚弱、经常腹泻的人不宜多食。

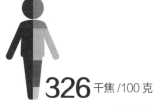

326 千焦/100克

● 热量

☻主要营养素：蛋白质、钙、钠、镁、硒、钒等。

虾种类很多，海洋、淡水湖泊、溪流中都可发现它的身影，品种众多，味道鲜美，有小至几毫米者，也有大至数米者，可蒸食、炒食、烤食。

虾

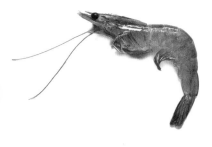

营养功效

虾壳含有大量的钙和甲壳素，常食虾皮可预防骨质疏松症。虾皮和虾肉含有丰富的钙、铁、磷等，可促进骨骼、牙齿生长发育，预防缺铁性贫血。虾肉含有丰富的镁元素，能很好地保护心血管系统，减少血液中胆固醇含量，防治动脉硬化，还能扩张冠状动脉，有利于预防高血压及心肌梗死。

食用宜忌

☑ 老少皆宜，尤其适合儿童、老年人、神经衰弱、产后缺乳的女性食用。

☒ 患有皮肤湿疹、癣症、皮炎、疮毒、皮肤瘙痒症的患者以及阴虚火旺、过敏性炎症患者不宜食用。

皮皮虾

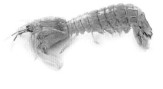

皮皮虾的学名为虾蛄，俗称虾耙子，身体呈窄长筒状，略平扁，壳发青、发亮，有清晰的节印。皮皮虾肉质鲜嫩，常用来蒸食、烤食，味美可口。皮皮虾最佳食用时间为每年的 4~6 月。

龙虾

龙虾又称大虾、龙头虾，是 19 种龙虾的通称。龙虾是虾类中最大的一类，体重一般为 0.5 千克左右，最重者可达 5 千克。龙虾含有丰富的锌、碘、硒等微量元素。

对虾

对虾学名为东方对虾，又称中国对虾，身体呈长筒形，左右侧扁，雌虾体色灰青，体长约 20 厘米，最长可达 30 厘米，体重 50~80 克，最重达 250 克；雄虾体色发黄，体长和体重都比雌虾小，体长大多为 13~18 厘米，重 30~50 克。对虾常被用来炒食或涮火锅，味道极为鲜美。

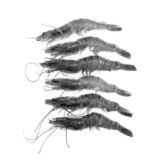

青虾

青虾又称河虾，是生活于江河、湖泊、池塘、水库中的淡水虾类。青虾肉质细嫩，味道鲜美，常被用来炒食，营养极为丰富。青虾含有大量虾青素，有强抗氧化剂的作用。

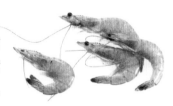

小龙虾

小龙虾虽名为龙虾，但实际上是一种生活于淡水中，像龙虾的虾类，也称红螯虾或淡水小龙虾。小龙虾个头不大，但味道鲜美，常被用来制作麻辣小龙虾和口水虾。

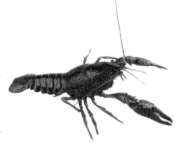

虾米

虾米即干虾仁，又称海米，是非常著名的海味品。虾米是大虾经过蒸晒去壳后而获得的，外皮微红，虾肉呈黄白色，食用时可佐以姜、醋，可直接食用、炒食，也可做汤食用，营养丰富。

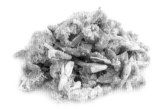

虾皮

虾皮是由毛虾晒干、加工而成的。毛虾个体较小，一般只有 3 厘米左右，因此常被用来制作虾皮。虾皮含有丰富的钙质和虾青素，是补钙的佳品。

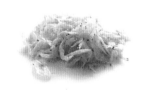

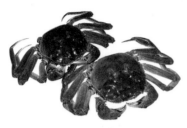

吃螃蟹时最好佐以姜末、米醋、大蒜等，既可促进消化，又能杀菌。

螃蟹

螃蟹有甲，头胸甲呈圆形，褐绿色，八腿两螯，螯足长大且密生绒毛，大多数种类生活于海水或近海区域，也有部分品种栖于淡水中。螃蟹肉质白嫩，味道鲜美，最好的吃蟹时节为每年的 9~10 月期间，蟹膏最为肥厚。

营养功效

螃蟹富含蛋白质、微量元素等营养成分，对身体有很好的滋补作用。它所含的钙可以强化骨骼和牙齿，所含 B 族维生素有助于人体消除疲劳。它还含有丰富的甲壳素，可提高人体免疫力，有软化血管，降低胆固醇，防治高血压的作用。

合理搭配健康加倍

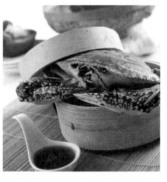

黄酒蒸螃蟹：黄酒与螃蟹搭配，不但能让蟹肉更加鲜美，还可减轻或消除吃螃蟹后的不适感觉。

洋葱炒蟹肉：洋葱和螃蟹搭配食用，可滋阴清热、活血化瘀，适用于阴虚体质又易生疮的患者，老年骨质疏松者也可常吃。

冬瓜螃蟹汤：冬瓜不含脂肪，含钠量低，与蟹肉同用，具有减肥健美的功效，适用于心脏病、糖尿病和肥胖症患者。

食用宜忌

☑ 老少皆宜。

☒ 脾胃虚寒、消化道炎症者，热风、发热、腹泻、体质过敏、心血管病患者以及孕妇不宜食用。

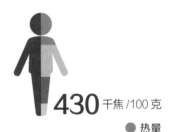

430 千焦/100 克

● 热量

😊**主要营养素**：蛋白质、B 族维生素、钙、锌、牛磺酸、甲壳素等。

蛤蜊

蛤蜊呈卵圆形，有壳，壳呈淡褐色，壳上有一圈圈的环带，生活于浅海底、溪底，肉质鲜美无比，有花蛤、文蛤等种类，被誉为"天下第一鲜"。《本草经疏》记载，蛤蜊味咸，性寒，入肾、肺、肝、足阳明经，有助津液、润五脏、止消渴、开胃、治水肿及痰积的功效。

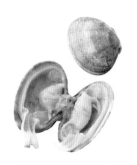

蛤蜊肉炖汤食用，对糖尿病有一定的辅助治疗作用。

营养功效

蛤蜊含有丰富的蛋白质、矿物质和微量元素，可预防中老年人慢性病，可抑制坏胆固醇在肝脏的合成，并加速坏胆固醇的排出。它所含的碳水化合物、矿物质，可滋阴润燥、化痰明目，对干咳、失眠等病症有调理作用，对淋巴结肿大、甲状腺肿大也有疗效。此外，蛤蜊中丰富的牛磺酸物质有提高神经传导和视觉功能，防治心血管病，改善内分泌状态，增强人体免疫的作用。

合理搭配健康加倍

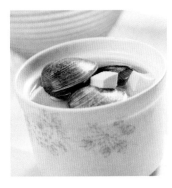

豆腐炖蛤蜊：蛤蜊滋阴润燥，豆腐清热解毒，搭配食用可以辅助治疗气血不足之症，还可改善皮肤粗糙现象。

韭菜炒蛤蜊：蛤蜊肉和韭菜搭配，并经常食用，可辅助治疗阴虚所致的盗汗、口渴、干咳、心烦、手足心热等症。

食用宜忌

☑ 一般人均可食用，尤其适合有高胆固醇、高脂血症、甲状腺肿大、支气管炎、胃病等疾病的人食用。

☒ 脾胃虚弱的患者不宜多食。

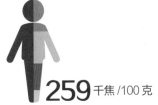

259 千焦/100克

● 热量

主要营养素：蛋白质、脂肪、碳水化合物、氨基酸、牛磺酸、维生素 B_{12}、维生素 E、铁、钙、钠、钾、磷、锌等。

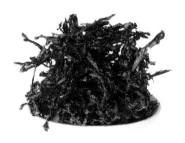

紫菜可入药，有化痰软坚、清热利水、补肾养心的功效。

紫菜

紫菜又称索菜、紫英、子菜，是海中互生藻类的统称。紫菜生长于海中岩石上，颜色有黑紫、红紫、绿紫等不同颜色，但干燥后均呈紫色。新鲜紫菜由盘状固着器、柄和叶片组成。

营养功效

紫菜含有丰富的硒，能增强机体免疫功能，保护人体健康，提高人体抗辐射的能力。紫菜富含钙、铁以及胆碱，能增强记忆，促进骨骼生长和保健。它含有的多糖，可增强细胞免疫和体液免疫功能，促进淋巴细胞转化，提高机体的免疫力，并能降低血清胆固醇的总含量。

紫菜还含有一定量的甘露醇，可缓解水肿症状。

合理搭配健康加倍

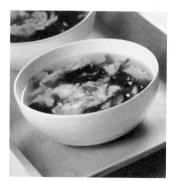

虾皮紫菜鸡蛋汤：紫菜营养丰富，其蛋白质含量超过海带，并含有较多的胡萝卜素和维生素 B_2，与鸡蛋搭配，营养价值倍增。

墨鱼紫菜粥：紫菜富含叶酸、铁及维生素 B_6，与富含蛋白质及锌的墨鱼搭配食用，营养丰富，还可美容及强化体质。

食用宜忌

☑ 一般人均可食用，尤其适合有水肿、甲状腺肿大、咳嗽、慢性支气管炎症状的人食用。

☒ 脾胃虚寒、消化功能不好或身体虚弱的人宜少吃，即使食用，也宜搭配肉类食物，以降低寒性。

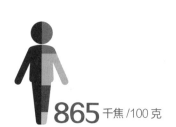

865 千焦/100克

● 热量

😀**主要营养素**：蛋白质、叶酸、胡萝卜素、B 族维生素、钙、铁、钾、碘、硒、甘露醇等。

海带

海带又称昆布、江白菜，是一种生长在海底岩石上的褐藻，因形状像带子而得名。新鲜的海带呈橄榄褐色，长带状，一般长2~6米，宽20~30厘米，肉厚，表面黏滑，含碘量高。

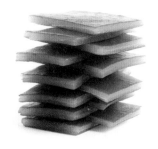

海带热量低，且含有丰富的胶质和可溶性纤维，是非常好的减肥食物。

营养功效

海带含有大量消肿利尿的甘露醇，可防治肾功能衰竭、老年性水肿、动脉硬化、高血压、慢性气管炎、慢性肝炎、贫血、水肿等疾病。海带所含的褐藻酸钠盐可预防白血病和骨痛病，对动脉出血也有抑制作用；所含的膳食纤维可清除附着在血管壁上的胆固醇，调顺肠胃，促进胆固醇的排出。海带有"碱性食物之冠"的美称，适当食用有助于调节体液平衡。

合理搭配健康加倍

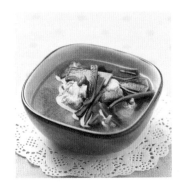

海带菠菜汤：海带和菠菜均富含磷和钙，适量搭配食用，有助于人体维持钙与磷的平衡，对骨骼和牙齿很有帮助。

黑豆海带汤：黑豆与海带搭配，能补血养颜、抑制白发。

食用宜忌

☑ 老少皆宜，尤其适合碘缺乏者、发质差且少者、心脑血管疾病患者食用。

☒ 孕妇、哺乳期女性及甲亢患者宜少吃。

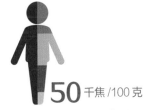

50 千焦/100克
● 热量

😋**主要营养素**：膳食纤维、钙、磷、碘、钾、硒、叶酸、甘露醇等。

调味品类

调味品是指能增加菜肴色、香、味，改善食物的味道，促进食欲，有益于人体健康的辅助食品。生活中的调味品主要指香草和香料，香草多是各种植物的叶子，香料是植物的种子、果实、花蕾、根等，它们可以是新鲜的、风干的或磨碎的。有些调味品也是通过特殊手段，如发酵、提取等方式获得，最常见的酱油、醋、盐都是如此。

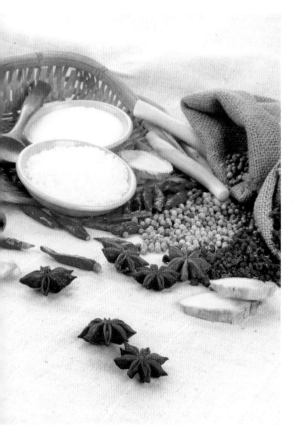

营养功效

调味品种类繁多，虽然每次使用量很低，但每一种调味品都含有区别于其他原料的特殊成分，对食物、人体的作用也不尽相同。

酱类调味品以及鸡精、味精等都含有氨基酸，可增加食物鲜味；葱、姜、蒜、花椒等有特殊的香味和辣素，会改变食物的味道；盐含有人体必需的钠；食用油含有人体必需的维生素 E，可改善人体维生素 E 缺乏状况。

建议摄入量

调味品是烹制食物过程中不可或缺的物品，但每天的摄入量都非常少，所以大多数调味品都没有推荐的每日摄入量。

相对于其他调味料，食用油和盐是摄入量较多的调味品。

烹调油的每日摄入量宜保持在25~30 克，而食盐的每日摄入量应保持在 6 克以下。

辣味调味品

辣味其实并不是味蕾感受到的味觉，而是一种疼痛，它是由化学物质，如辣椒素、姜酮、姜醇等物质，刺激细胞，在大脑中形成类似于灼烧的微刺激，所以能感受辣的区域不仅仅是舌头，只要有神经能感觉的地方就能感觉到。辣味调味品较多，常见的辣椒、姜、蒜、花椒等都为辣味调味品。

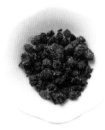

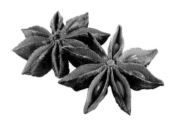

咸味调味品

咸味是烹饪中调味的主味，也是大多数复合味型的基础味，有"百味之主"的美誉。咸味是一种能独立存在的味道，一般菜品都离不开咸味，而调味品中通常只有食盐的口味为咸，其他调味品往往是主味为咸，但带有其他味道，如酱油就是咸中带甜。常见的咸味调味品有盐、大酱、酱油、豆豉等。

特殊香味调味品

有些调味品有特别的香味，加入食物中，能改善食物味道，如花椒、八角、料酒、葱、蒜、茴香、豆蔻、丁香等，它们都具有特殊香味，属于特殊香味调味品。

甜味调味品

人之所以能够感受到甜，主要是由于甜味调味品中含氨基，以及亚氨基等基团化合物对味蕾产生的刺激。甜味也是烹饪中能独立存在的味道，如蔗糖等，但甜味过度就会感觉到咸。甜味调味品种类多，凡是含有糖成分的调味品都属于甜味调味品，如各种糖、果糖、蜂蜜、甘草制品以及合成甜味剂等。

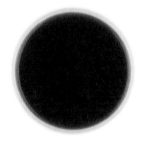

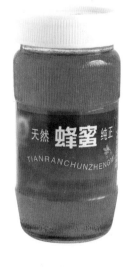

酸味调味品

酸味是一种基本味，是由酸味物质解离出氢离子，在口腔中刺激了味觉神经后产生的味道。自然界中含有酸味成分的物质很多，如醋、发酵的乳酸、某些有机酸等。常见的酸味调味料有醋、梅子、腌渍菜、山楂等，有除腥、解腻、提香、开胃的功效。

食用油是指在制作食品过程中使用的动物或者植物油脂。一般情况下，食用油多指植物油。食用油种类繁多，不同种类的食用油性味不同，对人体作用也略有差异。

食用油

营养功效

食用油中的主要物质为脂肪，含有丰富的维生素 E，以及少量矿物质元素，它是人体维生素 E 的主要来源，与肉类食物一起成为人体脂肪的主要来源。

食用宜忌

☑ 一般人均可食用。

❌ 有心脑血管疾病的人宜少食。

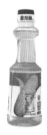

玉米油

玉米油是指从玉米胚芽中榨出的油脂，其不饱和脂肪酸含量达 80% 以上，极易被人体吸收。它含有丰富的维生素 E，可用于煎、煮、炸和凉拌菜。

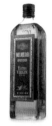

橄榄油

橄榄油中的不饱和脂肪酸是所有食用油中含量最高的，可降低"坏"胆固醇，提高"好"胆固醇的作用。它还含有大量的维生素和胡萝卜素，可改善消化功能，促进钙在骨骼中沉着，保持大脑神经活性。

色拉油

色拉油是植物油中加工等级最高的食用油，基本除尽了植物油中的杂质和蜡质。

花生油

花生油中含丰富的油酸、卵磷脂和维生素 A、维生素 D、维生素 E、维生素 K 及多酚类物质，可缓解因油脂摄入过多，引发心脑血管疾病的情况。

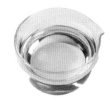

调和油

调和油是将香油除外的两种以上精炼油，按照一定比例调配制成的食用油。调和油一般选用精炼的豆油、花生油、菜子油、玉米油进行混合，所起作用也相对综合。

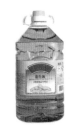

葵花子油

葵花子油同其他食用油相比，含有丰富的亚油酸、α－亚麻酸，在体内可合成 DHA，也含有较高的不饱和脂肪酸，可软化血管、降低胆固醇，防治夜盲症、皮肤干燥症。

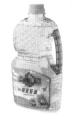

菜子油

菜子油就是我们俗称的菜油，是用油菜子榨出来的一种食用油。菜子油色泽金黄或棕黄，有一定的刺激气味，民间引叫作"青气味"。这种气味是其中含有一定量的芥子苷所致，但特优品种的油菜子则不含这种物质。

茶油

是从山茶科山茶属植物的普通油茶成熟种子中，提取的纯天然高级食用植物油。茶子油主要含油酸、亚油酸等不饱和脂肪酸，不含芥酸、胆固醇等对人体有害物质。其脂肪酸含量、比例与橄榄油极为相似，素有"东方橄榄油"的称号，甚至有些营养成分的指标还要高于橄榄油。

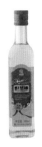

食盐

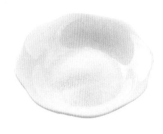

食盐是烹饪中重要的调味料之一，主要成分为氯化钠。食盐色白、味咸，是人体钠离子的主要摄入源。《名医别录》记载，盐味咸，性寒，无毒，入胃、肾、肺、肝、大肠、小肠经，有清火、凉血、解毒、杀虫、止痒、涌吐的功效。

营养功效

食盐中的钠、氯是维持细胞外液渗透压的主要离子，影响着人体内水的流向。食盐中钠进入人体后，与体内的碳酸氢根合成碳酸氢钠，在血液中有缓冲作用。食盐中氯离子在人体中参与胃酸的形成，有助消化的作用。

此外，食盐对维持神经和肌肉的正常兴奋性也有作用。钠离子的代谢可以影响其他微量元素的代谢和运行方式，进而影响机体活动。

营养成分

食盐中钠的含量最高，其他成分同高含量的钠相比，几乎不足道。100克食盐中，99克为氯化钠。

食用宜忌

☑ 一般人均可食用。

✕ 但现代人普遍有食盐摄入过量的问题，应该严格控制食盐摄入量，每日6克即可，不宜过多。

加碘盐

食盐种类中最常见的加碘盐，是将碘酸钾按照一定比例加入食盐中配制而成的。一般每千克加碘盐中碘含量为（35±15）毫克左右，可改善人体碘缺乏的症状。但由于饮食条件的改善，大部分地区都没有碘缺乏情况，所以加碘盐也不是必需的。

低钠盐

低钠盐是指用40%的氯化钾取代氯化钠，调配而成的盐。低钠盐降低了食盐中钠的含量，对现代钠盐摄入量过多是一种调节，非常适合有心血管疾病家族史、糖尿病、肾炎等人群，但低钠盐在人群中大范围使用是否会造成其他健康问题，比如钾摄入量过多等，现在还没有科学验证。生活中，可以将普通盐与低钠盐轮流使用。

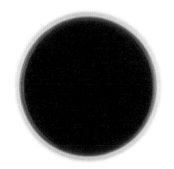

醋

醋在古时被称为醯，是烹调过程中常用的一种酸味调味料，多用谷物发酵而成。醋味道酸甜，色泽有棕红色，也有无色，棕红色多为陈醋，而无色多为米醋。陈醋多用来调汁，而米醋多用来制作凉拌菜。《名医别录》记载，醋味酸、甘，性温，入肝、胃经，有散瘀消积、止血、安蛔、解毒的功效。

营养功效

醋中含有丰富的醋酸，可促进胃液分泌、增进食欲。醋酸可溶解食物中的钙质，有利于钙的吸收，对预防中老年骨质疏松特别有帮助。醋酸有抑菌、杀菌作用，能有效预防肠道疾病、流行性感冒和呼吸道疾病。

食用宜忌

☑ 一般人均可食用，尤其适宜有食欲不振、消化不良、感冒、慢性咽炎症状的人食用，轻微烫伤者，及高血压患者也可适当多食。

❌ 胃溃疡患者不宜直接食用醋。

酱油

酱油在古时被称为酱，是用麦、豆、麸皮酿造的液体调味品，色泽呈红褐色，有独特酱香，滋味鲜美。酱油含有多种氨基酸、糖类、食盐，味道以咸味为主，也有鲜味、香味等，常用来调味，可促进食欲。酱油有老抽、生抽之分，生抽味道较咸，老抽颜色较浓，常用来提色。《食物疗法》记载，酱味咸，性寒，入胃、脾、肾经，可和脾胃、除热、解毒。

营养功效

酱油是发酵而成的，含有多种有益身体的酶、酵母菌、乳酸菌等，有促进消化、吸收的功效。酱油也含有丰富的异黄酮，可降低人体胆固醇及心血管疾病的发病率。酱油还能产生一种天然的抗氧化成分，有助于降低自由基对人体的损害。

食用宜忌

☑ 老少皆宜。

❌ 胃肠道疾病患者不宜多食。

葱

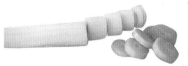

视力不好，尤其是因糖尿病引起的视力下降，最好少吃葱。

葱是餐桌上非常普通的一种调味料，有特殊的辛辣味，可让食物更加鲜、香。葱品种很多，不同品种在长度、味道方面略有差异。中医将葱不同部位分开入药。《名医别录》记载，葱白味辛，性温，入肺、胃经，有通阳、发表、解毒、杀虫的功效，对感冒风寒、阴寒腹痛、二便不通很有疗效。

营养功效

葱含有一种叫作烯丙基硫醚的物质，会刺激胃液分泌，有助于增进食欲。它还含有丰富的维生素，可促进血液循环，预防血压升高所致头晕。葱所含的微量元素硒，可降低胃中亚硝酸盐含量，预防胃癌，还能降低体内坏胆固醇。

葱含有挥发油和辣素，会刺激消化液分泌，并轻微刺激相关腺体，有发汗、祛痰、利尿的作用。

食用宜忌

☑ 一般人均可食用，尤其适合有痛经、白带过多、产后缺乳的女性，以及胃寒、食欲不振的人食用。

☒ 体虚易汗或表虚多汗的人不宜多吃。

大葱

大葱为冬季常见，植株高大，葱白长而硬挺，葱叶宽厚而软，常被弃用。大葱可用来煎、炒、烹、炸，北方人也生吃。葱白洁白而味甜，略有辛辣，味道肥厚。

香葱

香葱又称小葱，南方多产，植株小，葱白细短，寸长，叶细而柔嫩，味清香，微辣，一般用来生食或做凉拌菜。香葱含有丰富的挥发油，是必不可少的调味料之一。

葱白

葱白是指葱的根茎部分，颜色洁白，或白中带绿，是大葱的主要食用部分。葱白可入药，有发表、通关节的功效，可治疗风寒感冒，或因风寒而引起的骨肉疼痛、咽喉肿痛。多吃生葱白能温暖身体，提高人体抵抗力，预防呼吸道传染病。

葱根须

葱根须呈白色，干者为黄色，味辛，性平，入肺经，有通气、止血的作用。

葱叶

葱叶同葱白相比，含有更多的维生素 A、维生素 C 以及钙，有舒张小血管、促进血液循环的作用。葱叶中的黏液还能治疗冻疮，具有杀虫、杀菌的功效。

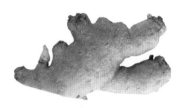

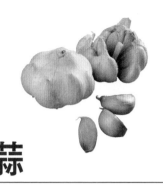

姜

大蒜

姜也称生姜，淡黄色肉质根茎，有芳香和辛辣味，可以去腥膻，增加食品的鲜味。姜有嫩姜和老姜之分，一般腌制酱菜选用嫩姜，而入药则以老姜为佳。《中国药典》记载，生姜味辛，性微温，入肺、脾、胃经，有解表散寒、温中止呕、化痰止咳的功效。

大蒜又称蒜头，是蒜类植物的统称。大蒜呈扁球形或短圆锥形，外面有灰白色或淡棕色膜质鳞皮，一头大蒜中有6~10个蒜瓣，也有一个蒜瓣的独头蒜。蒜瓣呈白色，味辛辣，有浓烈的蒜味，可用来调制凉拌菜，也可煎、烤、炒。《本草经集注》记载，大蒜味辛，性温，入脾、胃、肺经，有暖脾胃、行滞气、解毒、杀虫的功效。

营养功效

姜含有丰富的姜油酮和姜辣素，有抗氧化作用，可清除身体内的自由基，减缓人体衰老速度，促进新陈代谢和血液循环。它所含的维生素C可协助身体消除疲劳，促进人体新陈代谢；生姜中的挥发油成分有杀菌解毒功效。

生姜中的姜辣素还能刺激舌头上的味觉神经和胃黏膜上的感受器，可开胃健脾、促进消化。

营养功效

大蒜中含有大蒜素，有很强的杀菌能力，经常食用可预防流感，防止伤口感染。大蒜所含的锗和硒，可抑制肿瘤细胞和癌细胞的生长。大蒜还能有效防治心脑血管等疾病的发生，每天吃两三瓣大蒜，是很好的降压方法。

食用宜忌

☑ 一般人均可食用，尤其适合晕动症患者食用，生姜是减轻晕动症最为理想的天然药物。

☒ 实热体质及有皮肤疾病的患者应少吃或不吃。

食用宜忌

☑ 一般人均可食用，尤其适合高脂血症人群食用。

☒ 胃肠道疾病患者、肝病患者不宜多食。

饮品类

饮品是指能够直接饮用，或者能以稀释、溶解等方式饮用的，满足人体需要的食品。一般来说，人们习惯将不经过咀嚼而直接食用的食品统称为饮品。饮品品种很多，牛奶、茶、酒、咖啡、豆浆都属于饮品。

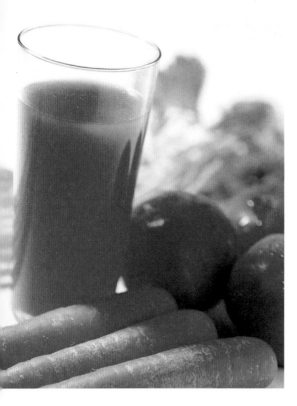

及钙等。因此，饮品也常作为一种营养调节剂，来弥补或调整饮食中的营养，使身体营养更加平衡。

建议摄入量

若饮品主要是作为补水食品，则每天应保持在 1000 毫升以上，但若只是作为平衡营养的调节食品，则没有必需的摄入量，不过，就牛奶、咖啡等含有丰富其他营养物质的饮品，每天摄入量最好保持在 500 毫升以下，否则会对身体造成影响。

科学饮用饮品

除了白开水外，所有饮品都不宜空腹饮用，牛奶、豆浆等作为餐桌饮食的构成部分，最好与其他餐点一起食用，而咖啡、酒等因含有强烈刺激性物质，更不宜空腹饮用。果汁、茶等饮品，可在两餐之间饮用，每次 100~300 毫升。

营养功效

饮品的主要成分为水，所以人们常把饮品作为一种补水食品，但不同的饮品中除了水外，还有很多其他成分，如牛奶含有大量蛋白质、钙和其他矿物质；茶叶含有丰富的茶碱和多酚；咖啡有大量的咖啡因；豆浆含有丰富的植物蛋白，以

果蔬汁饮料

果蔬汁是指以水果、蔬菜为原料，经过物理方法如压榨、离心、萃取等，得到的汁液产品。通常，果蔬汁饮料包括纯果汁和纯果汁稀释后得到的饮品两种，后者因添加了诸多调味剂等添加剂，其营养价值大打折扣。事实上，自己用新鲜蔬果，亲手榨汁而获得的蔬果汁最具营养。不过，即使如此也不能代替正常饮食所带来的营养，而且果汁中糖含量丰富，过量饮用会引发肥胖问题。果蔬汁的营养价值不能等同于水果，因此还应按照建议补充水果。

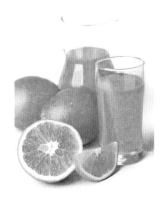

运动饮料

运动饮料的主要成分是糖，可以及时补充因运动而消耗的大量能量。此外，运动饮料还含有适量的电解质，可补充因出汗而流失的钾、钠等。运动饮料可维持体液正常平衡，迅速补充能量，维持血糖稳定，改善人体代谢，但不宜过多饮用。运动饮料中这些成分会影响人体的正常代谢，长期饮用会导致体内电解质失衡，大量糖分的摄入也会引发肥胖问题。运动饮料适合运动后饮用，平常不适合饮用，否则易引起电解质失衡。

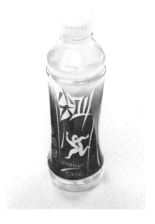

碳酸饮料

提起饮料，人们就会立即想起碳酸饮料，它因爽快、甜蜜的口感和美丽的颜色而深受大家，尤其是年轻一族的喜欢。不过，碳酸饮料对身体健康却并不像它的颜色那么"漂亮"。碳酸饮料主要由碳酸、柠檬酸、白糖、香料、人工色素等组成，其中磷、氢等物质含量丰富，长期大量饮用会改变人体代谢形式，加快体内某些营养元素的代谢，不利于身体健康。因此，碳酸饮料还是少喝为好。

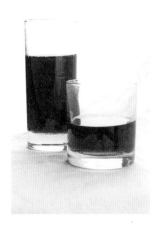

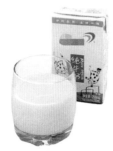

饮用牛奶时进食一些小蛋糕、饼干，更有利于牛奶中营养物质的吸收。

牛奶

　　牛奶是指奶牛的乳汁经过消毒、加工而成，有全脂、低脂和脱脂之分，色白，味甜、香浓，常用来直接饮用，也可加入其他食品，如麦片一起食用。

营养功效

　　牛奶含有丰富的蛋白质，可滋补身体。牛奶富含大量的钙离子，钙磷比例合理，可以补充体内钙的流失，孕妇及更年期女性多喝牛奶可预防骨质疏松；含有的维生素 A，可防止皮肤干燥、暗沉。牛奶所含乳清蛋白可防治多种色素沉着引起的斑痕，令肌肤光滑润泽。

合理搭配健康加倍

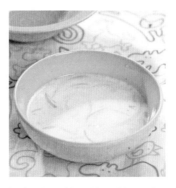

　　牛奶洋葱汤：这款汤味道鲜美，能消除体内的自由基，增强细胞的活力和代谢能力，具有防癌抗衰老的功效。

　　芒果牛奶汁：芒果富含类胡萝卜素，与含有维生素 D 和矿物质丰富的牛奶打汁同饮，能保护眼睛、防癌抗衰老。

　　牛奶蜂蜜饮：牛奶中富含维生素、矿物质和钙，蜂蜜含有维生素 C、铁、蛋白质和 B 族维生素，两者搭配，可有效改善贫血，增强免疫力。

食用宜忌

　　☑ 老少皆宜，尤其适合工作压力大者、失眠的人，其中低脂奶适合老年人、血压偏高人群，而高脂奶适合中等及严重缺钙的人和儿童。

　　☒ 肠胃不适及正在服用消炎药物的人不宜饮用。

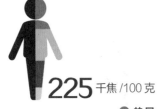

225 千焦/100克

● 热量

😊**主要营养素**：蛋白质、碳水化合物、脂肪、维生素 A、维生素 B₂、维生素 D、钙、磷、钾、镁等。

豆浆

豆浆是将大豆用水泡软后磨碎、过滤、煮沸而成，颜色因制作豆浆的豆子种类而略有差别。大豆豆浆色淡黄，黑豆豆浆黄中夹紫色，绿豆豆浆为淡黄中带点绿色。豆浆有浓浓的豆香，煮沸后可直接饮用，也可调入少许糖饮用。

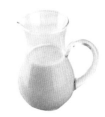

每天一杯豆浆，能分解体内的胆固醇，使皮下脂肪不易堆积，是减肥的好选择。

营养功效

豆浆中丰富的植物蛋白、磷脂、B族维生素，以及矿物质等，可滋养身体，调节身体平衡。豆浆所含的膳食纤维，可减少食物残渣中的毒素在人体内的停留时间，对青春痘、暗疮的发生有一定缓解作用。豆浆还含有丰富的不饱和脂肪酸，可促进脂质代谢，有瘦身作用。

合理搭配健康加倍

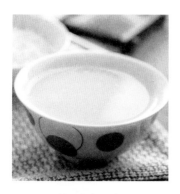

豆浆米糊：此米糊能软化血管、降糖降压、滋补身体。

豆浆菜花汤：菜花含有丰富的蛋白质、碳水化合物及多种维生素，与富含蛋白质的豆浆同食，有很好的美容效果。

豆浆梨汁：梨和豆浆都含有丰富的维生素 B_1 和维生素 B_2，豆浆更是补钙强身的佳品，二者同食能消除疲劳、增强体力。

食用宜忌

☑ 一般人均可饮用，尤其是气喘患者、贫血患者、中老年女性和青春期女性。

☒ 胃病患者、肾结石患者、痛风患者不宜多饮用。

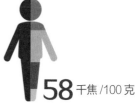

58 千焦/100克

● 热量

☻**主要营养素**：碳水化合物、蛋白质、膳食纤维、脂肪、铁、钙、铜、维生素 B_1、维生素 B_2 等。

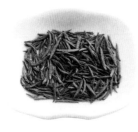

茶叶所含 40 多种矿物质,大部分都能溶于热水中,可补充矿物质。

茶

人们常说的茶事实上是指茶叶,是茶树的嫩叶经过炒制、烘干等一系列加工后的产品,泡水后得到茶水,即是所说的茶饮。茶有很多种,以颜色分,有绿茶、红茶、白茶、青茶之分,味道苦中有甘。

营养功效

茶叶含有多种有机化学成分、无机矿物质,能起到补充营养和部分药效的作用。茶叶含有的茶多酚,有抗氧化作用,可清除自由基及抗血凝,防止血小板黏附和聚集的作用,并提高人体免疫力。茶叶独特的清香来自于萜类挥发油成分,可调节情绪。茶叶所含的黄酮类化合物,可治疗、预防心血管疾病。

此外,茶叶含有丰富的维生素,可平衡人体中维生素不足,有亮泽肌肤,促进新陈代谢的功效。

合理搭配健康加倍

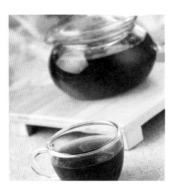

红茶生姜汤:以红茶和生姜炖汤,具有补脾、养血、安神、解郁的功效,常服可令人容颜白嫩、皮肤细滑,还能减肥瘦身。

红茶牛奶:红茶与牛奶搭配,俗称奶茶,可去油腻、助消化、益思提神、利尿解毒、消除疲劳,还可解酒精之毒。

食用宜忌

☑ 适合经常用电脑工作的人以及肥胖、低血糖和水肿患者饮用。

☒ 青少年以及处于生理期的女性不宜饮茶。

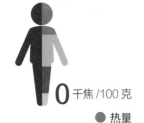

0 千焦 /100 克

● 热量

😀**主要营养素**:茶多酚、儿茶素、氟、钙、镁、钾、维生素 C、维生素 E、叶绿素、胡萝卜素、鞣酸等。

咖啡

咖啡是指将咖啡豆烘焙干后，配合不同烹煮器具制作出来的饮品，呈深棕红色，有独特的醇香味，味道微苦，可搭配牛奶、糖饮用。

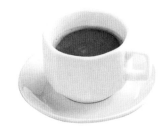

咖啡与巧克力搭配食用，可以舒缓压力，使人心情愉悦。

营养功效

咖啡豆含有碳水化合物、蛋白质、脂肪等成分，并含有丰富的咖啡因、咖啡酸，可以有效抵抗身体里的自由基，刺激脑部中枢神经系统，延长脑部清醒的时间，使思路清晰、敏锐，且注意力较为集中，可以提高工作及学习效率。咖啡因还会刺激交感神经，提高胃液分泌，如饭后适量饮用，能助消化。

合理搭配健康加倍

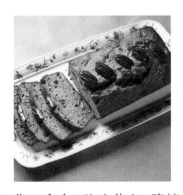

咖啡核桃糕：核桃的价值很高，含有很多的维生素，铜、镁、钾、叶酸等微量元素，和咖啡一起做成蛋糕，可以起到增强记忆力以及补脑的效果。

咖啡黑芝麻麦片：燕麦有预防骨质疏松、促进伤口愈合、防止贫血、降糖、通便、预防心脑血管疾病的功效。黑芝麻富含提升全身机能的 B 族维生素。三者混合能够瘦身减肥并可以改善缺铁性贫血症状。

食用宜忌

☑ 一般人均可饮用。
☒ 孕妇和儿童不宜饮用。

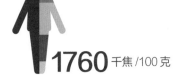

1760 千焦/100克

● 热量

😋**主要营养素：**碳水化合物、蛋白质、脂肪、盐碱酸、钾、膳食纤维等。

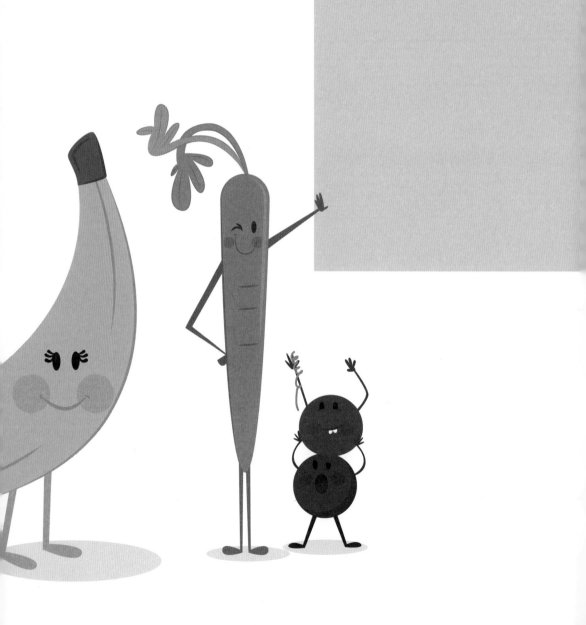

第三章

对症食疗调理方

　　食物是人类最好的药品，尤其是对高血压、冠心病、糖尿病等代谢性疾病，食物的调养作用要比药物更有效。人体的自然免疫力是疾病真正的终结者，而食物是机体免疫力强大而有力的保护者。

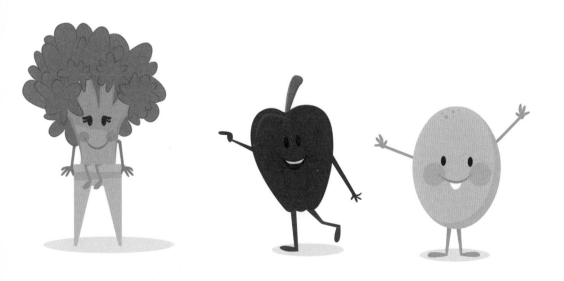

高血压

一般认为，收缩压大于或等于 140 毫米汞柱，或者舒张压大于或等于 90 毫米汞柱，就可诊断为高血压。高血压是最常见的慢性病，其本身并不可怕，可怕的是它是心脑血管疾病最为危险的导致因素。因此，一旦发现高血压，就要及时控制饮食，避免恶化。

食物调养原则

高血压往往意味着血管弹性变差，或者血液组成比例发生了变化，因此有影响血管弹性以及能改变血液组成比例的食物都应控制。

控制钠盐的摄入。一般主张每天的盐摄入量应控制在 6 克以下，最好在 3 克以下。控制脂肪的摄入，尤其是动物性脂肪。脂肪进入血液后，产生暂时高脂血症状，对防治高血压疾病不利。

适当多食用含有钾、镁、碘和锌的食物。要"少盐多醋，少荤多素"的平衡膳食，注意酸碱平衡。

最佳调养食物

• 芹菜、香菇、马齿苋、荸荠、空心菜、芦笋、玉米须、裙带菜、海带、大蒜、酸奶、醋、香蕉、苹果、山楂、柚子、金橘、西瓜、梨、佛手瓜等，都是非常理想的降低血压或双向调节血压的食物。

不宜多吃

• 肥肉、猪肉、牛肉、羊肉、动物内脏、香肠、咸菜、熏肉等脂肪和盐含量较多的食物。

推荐食疗方

山楂茶

原料：鲜山楂果 3 枚，或山楂干适量。

做法：用鲜山楂果或山楂干泡水代茶饮用。

功效：山楂可扩张血管、降低血糖，有降低血压，促进消化的功效。

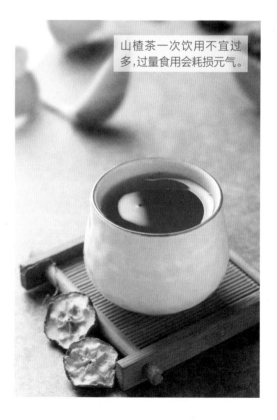

山楂茶一次饮用不宜过多，过量食用会耗损元气。

柠檬苹果芹菜汁

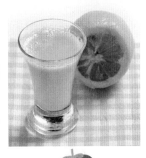

原料：新鲜苹果1个，柠檬半个，芹菜200克。

做法：苹果、芹菜洗净，柠檬洗净，去皮，与苹果、芹菜一起放入搅拌机打碎，加少许凉开水，饮用。

功效：柠檬、苹果含有丰富的钾，可以置换出人体血液中的钠，有利于降低血压。

醋泡花生

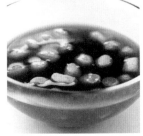

原料：花生250克，陈醋1000毫升。

做法：将花生洗净浸泡在陈醋中5日，每天早上吃10~15粒。

功效：醋有软化血管的作用，用陈醋浸泡过的花生，可降血压，止血。

芹菜粥

原料：芹菜(带根、带叶)100克，粳米50克。

做法：芹菜洗净，切碎；粳米洗净，放入冷水锅中，大火烧开后，转小火煮至米熟，加入芹菜碎，直到米熟烂。

功效：芹菜含有丰富的镁，可降低血压。

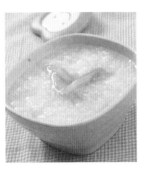

西红柿汁

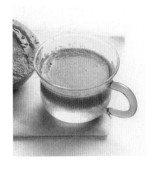

原料：西红柿2个。

做法：西红柿洗净，切小块，榨汁饮用。

功效：西红柿有清热解毒、凉血平肝、降低血压和减肥的功效，尤其适合高血压伴有眼底出血或有肥胖症的患者。

高脂血症

高脂血症是指血液中胆固醇或甘油三酯含量高出标准限度的症状。导致高脂血症的原因有很多，遗传、环境、饮食失调都可以影响血液中脂肪含量。高脂血症对身体的损害是隐匿并逐渐进行的，会加速全身动脉粥样硬化。

食物调养原则

限制高脂肪、高胆固醇类食物，如动物内脏、动物油脂等，而且每日脂肪的摄入量应控制在 30~50 克。

低盐饮食。盐中钠离子对人体代谢有重要影响，食用过多，会影响脂肪代谢，并降低血管弹性。

控制糖类以及过量碳水化合物摄入。多余的糖和碳水化合物在体内会转化为脂肪。

最佳调养食物

- 芹菜、冬瓜、萝卜、海带、茄子、黄瓜、海藻、木耳、韭菜、玉米、洋葱、南瓜、竹笋、芝麻、葵花子、山楂、绿豆等，可降低血脂，或促进体内胆固醇的排出，经常食用对高脂血症非常有益。

不宜多吃

- 蛋类中的蛋黄、动物内脏、动物性脂肪，以及虾、海蟹、三文鱼、鱿鱼等部分海产，还有鲫鱼、鳗鱼、田螺、黄鳝等含有丰富脂肪的水产品。

推荐食疗方

荷叶粥

原料：荷叶 1 张，大米 50 克，冰糖适量。

做法：大米、荷叶洗净；大米放入冷水锅中，熬至六成熟，将荷叶盖于粥上，熬煮至米熟，去掉荷叶，加入冰糖。

功效：荷叶有良好的降血脂、降胆固醇和减肥的作用，适合高脂血症患者食用。

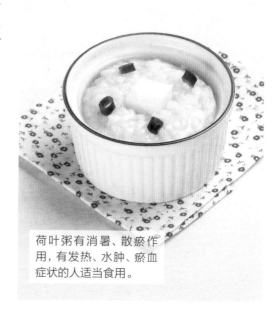

荷叶粥有消暑、散瘀作用，有发热、水肿、瘀血症状的人适当食用。

木耳豆腐汤

原料：木耳50克，豆腐300克，葱段、姜片、橄榄油、盐各适量。

做法：木耳洗净；豆腐切块；锅置火上，倒入少许橄榄油烧热，下葱段、姜片炒香，放木耳炒匀，下豆腐块，加少许清水；加入少许盐，大火煮5分钟即可。

功效：木耳有活血化瘀的功效，可降低甘油三酯和血液黏稠度。

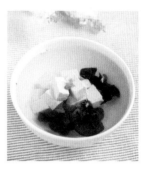

决明子菊花茶

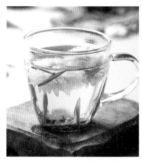

原料：草决明子5克，干菊花5克，绿茶3克。

做法：草决明子洗净、晾干后，炒至微膨带有香味后捣碎，纱布包好，用清水煮沸，煮至水微黄色，再放入洗净的菊花、绿茶同煎几分钟，代茶饮。

功效：有降脂、减肥、清热、平肝的功效。

海带烧黄豆

原料：泡发海带、黄豆各100克，盐、葱末、姜末、蒜末、水淀粉各适量。

做法：黄豆泡2小时；海带切丝，与黄豆分别焯透；锅中倒油烧热，放葱、姜、蒜末，下海带煸炒，加适量水，放入黄豆，加入盐，大火烧开后转小火收汁，淋入水淀粉即可。

功效：二者搭配可清肠、利尿，对降低血脂有一定作用。

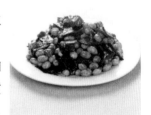
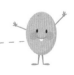

冬瓜海带汤

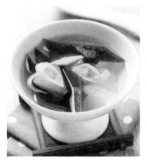

原料：冬瓜300克，海带200克，盐适量。

做法：冬瓜洗净，去瓤，连皮切块；海带放入清水泡2小时，捞出切丝；冬瓜块和海带煮成汤，出锅前加盐调味即可。

功效：冬瓜含有丙醇二酸，可抑制糖类转化为脂肪，而海带含有丰富的牛磺酸和褐藻酸，可抑制胆固醇的吸收。

冠心病

冠心病是一种常见的心脏病，临床上表现为胸腔中央产生一种压榨性的疼痛，并可迁延至颈、颌、手臂、后背及胃部，其主要病因是冠状动脉粥样硬化。动脉粥样硬化是由于脂质代谢不正常，血液中脂质沉着在动脉内膜上，并形成白色斑块。动脉腔狭窄造成心脏缺血，进而引发心脏疼痛。控制冠心病的关键是预防。

食物调养原则

保持合理的膳食结构，避免摄入过多的脂肪和碳水化合物。

选择脂肪和胆固醇含量较低的食物。因为脂肪、胆固醇会在动脉内膜上沉着。

适当多摄入富含维生素、膳食纤维、矿物质的食物，这类食物往往能够降低血脂，有抗凝血作用。

最佳调养食物

• 海参、干贝、海带、紫菜、泥鳅、甲鱼、松子、葵花子、芝麻、橄榄、橘子、南瓜、木耳、红薯、玉米、芹菜、竹笋、大葱、洋葱、燕麦、大豆都是富含维生素、膳食纤维以及矿物质的物质，可降低血液中脂肪和胆固醇含量。

不宜多吃

• 动物内脏、猪肉、羊肉、牛肉、蛋类中的蛋黄，以及蟹黄、鱿鱼、蚬子等大多数海产品，因为这些食物通常含有大量脂肪和胆固醇。

• 白酒、啤酒等也不宜多饮用。因为酒精饮料会使心率加快，长期饮用容易导致心肌收缩功能衰退。不过，葡萄酒有一定的抗氧化性，可适当饮用。

推荐食疗方

橘皮茶

原料：陈皮或干燥橘皮 2 块。

做法：将陈皮或橘皮洗净，用沸水冲泡10 分钟左右，代茶饮。

功效：有理气化痰的功效，冠心病患者可每天喝一杯。

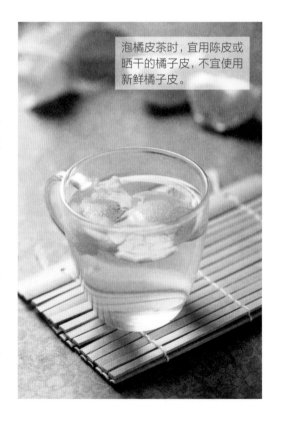

泡橘皮茶时，宜用陈皮或晒干的橘子皮，不宜使用新鲜橘子皮。

天麻甲鱼汤

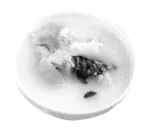

原料：甲鱼 1 只，天麻 10 克，盐、姜片、黄酒各适量。

做法：甲鱼收拾干净，用水煮 3 分钟，捞出放入锅中；加天麻、姜片、黄酒和水，小火煮至甲鱼肉酥烂，出锅前加盐调味。

功效：甲鱼能滋阴凉血，天麻可扩张血管，二者搭配可降低胆固醇。

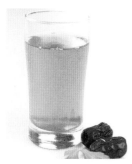

芹菜根红枣汤

原料：芹菜根 2 个，红枣 5 颗。

做法：芹菜根、红枣洗净，放入冷水锅中煎煮成饮，每天饮用。

功效：芹菜中丰富的镁可改善血压、降低血脂，有助于预防冠心病。

凉拌萝卜丝

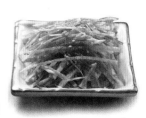

原料：心里美萝卜半根，蒜末、盐、生抽、香油、白糖各适量。

做法：萝卜去皮，切成丝，用盐腌一下；蒜末和萝卜丝拌匀，放入容器中，加入生抽、香油、白糖，搅拌均匀即可。

功效：萝卜有稳定血压、软化血管、降低血脂、降低胆固醇的功效，是预防高血压、冠心病等疾病的理想食物。

绿豆粥

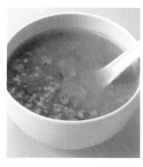

原料：绿豆 30 克，粳米 50 克。

做法：绿豆、粳米洗净；绿豆放入冷水锅中，大火煮开后转小火，煮制豆皮开裂；放入粳米，煮至豆烂米熟即可。

功效：绿豆含有的植物甾醇与胆固醇竞争酯化酶，可减少肠道对胆固醇的吸收，进而降低胆固醇。

糖尿病

糖尿病是因血液中胰岛素绝对或相对不足，导致血糖过高，出现糖代谢紊乱为主的慢性内分泌疾病，中医称之为"消渴之症"。遗传或饮食不合理是造成糖尿病的原因，临床上可出现多尿、多饮、多食、消瘦的"三多一少"症状。

食物调养原则

控制总热量，这是糖尿病食疗的首要原则。

合理安排膳食，坚持少食多餐，注意定时、定量、定餐。

合理摄入碳水化合物，既不能过量，也不能完全杜绝，否则只会让血糖水平波动更加严重，加重糖尿病对身体的损害。

保证充足的膳食纤维、维生素、矿物质和蛋白质供给。

严格控制糖和甜食的摄入。

最佳调养食物

- 蔬菜类有苦瓜、空心菜、洋葱、荠菜、青菜、莴苣、鲜藕、菠菜、西红柿、山药、南瓜、豇豆、黄瓜、丝瓜、冬瓜、菠菜、蘑菇、木耳、豆腐等。
- 水果类有草莓、柿子、枸杞子。
- 水产及海产类有田螺、黄鳝、甲鱼、泥鳅、干贝、蛤蜊、海参等。

不宜多吃

- 糖尿病患者不宜多吃含糖量高的水果，如梨、葡萄、西瓜、甘蔗等。碳水化合物含量较高的食物，如红薯、土豆、芋头，以及各种谷类食物，也不宜多吃。

推荐食疗方

苦瓜汁

原料：苦瓜 1 根。

做法：苦瓜洗净，去瓤，切块，放入榨汁机中搅打之后，过滤取汁饮用。

功效：促进糖分分解，改善糖尿病患者口渴症状。

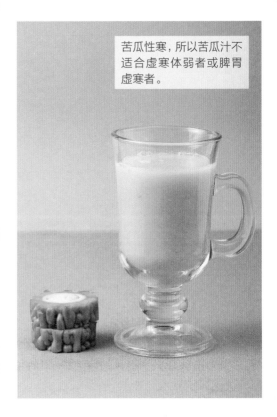

苦瓜性寒，所以苦瓜汁不适合虚寒体弱者或脾胃虚寒者。

蚌肉汤

原料：蚌肉 100 克，水适量。

做法：蚌肉洗净，放入冷水锅中，煮熟服用即可。

功效：有保持血糖平稳的作用。

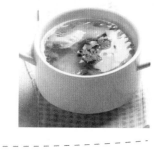

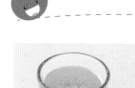

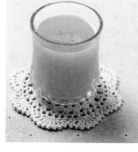

芹菜汁

原料：新鲜芹菜 500 克。

做法：芹菜洗净，切成段，榨汁，早晚分服。

功效：可降血压、降血脂、止消渴。

菠菜魔芋汤

原料：魔芋 150 克，菠菜 100 克，姜、盐、胡椒粉各适量。

做法：魔芋洗净，切成块；菠菜去根须，洗净；姜切丝备用。
锅中加水，放姜丝大火烧开后，下魔芋，煮 10 分钟，起
锅前下菠菜，加入盐、胡椒粉即可。

功效：魔芋和菠菜含有丰富的膳食纤维，在肠胃中吸水，从而
增加饱腹感，缓解饭后血糖快速升高。

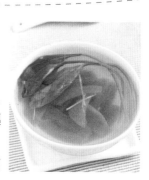

猪胰消渴汤

原料：新鲜猪胰 1 个，玉米须适量。

做法：猪胰洗净后，切片，与玉米须一起放入锅中，加水，大
火烧沸后，转小火炖熟，一天内分次食用。

功效：有降血糖、止消渴，治疗糖尿病的功效。

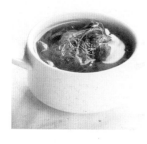

脂肪肝

　　脂肪肝是指由于各种原因导致的肝细胞内脂肪堆积过多的病变，是隐蔽性肝硬化的常见病因。脂肪肝并不是一种独立的疾病，轻度发病期也没有明显的症状，一旦严重，病情来势将非常凶猛。长期大量饮酒、营养过剩以及肥胖都是导致脂肪肝的重要原因。一般来说，脂肪肝是可逆的，通过早期诊断、治疗，完全可以恢复正常。

食物调养原则

　　调整饮食结构，控制热量摄入。脂肪和碳水化合物的过多摄入是造成脂肪肝的重要原因，调整饮食结构，限制脂肪和碳水化合物的摄入，能有效促进肝细胞内的脂肪氧化，有益于肝脏的恢复。

　　保证高蛋白饮食。高蛋白可以保护肝细胞，促进肝细胞的修复与再生，因此，每天50~80克的优质蛋白摄入量需要得到保证。

　　控制糖分摄入，防止体内多余的糖转化为脂肪，有益于防治脂肪肝。

最佳调养食物

- 谷类中小米、莜麦、小麦、玉米等富含膳食纤维的食物。
- 蔬菜中油菜、菠菜、菜花、甜菜头、豆腐等可促进体内磷脂合成，协助肝细胞内脂肪的转变。豆类食物以及鱼类等含有丰富优质蛋白的食物。

不宜多吃

- 动物内脏、肥肉、蛋类中的蛋黄，以及其他含油脂较多的食物。
- 不宜多饮酒。

推荐食疗方

何首乌粥

原料：何首乌10克，粳米50克，红枣5颗。

做法：何首乌洗净后晒干，打碎；粳米洗净，与红枣一起放入锅中煮成稀粥；加入何首乌搅匀，小火煮沸，晨起后空腹服用。

功效：何首乌有解毒、润肠通便、补肝肾的功效，有助于肝细胞恢复。

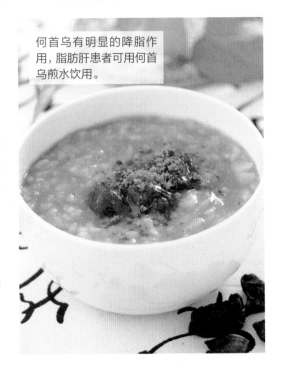

何首乌有明显的降脂作用，脂肪肝患者可用何首乌煎水饮用。

山楂炖肉

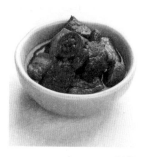

原料：猪肉 200 克，荸荠 100 克，干山楂 50 克，盐适量。

做法：猪肉洗净，切块；荸荠去皮，洗净，切片；干山楂洗净。油锅置火上，油热后将猪肉倒入翻炒两下，加荸荠翻炒，加适量清水，放入山楂和盐，炖至荸荠熟、肉烂即可。

功效：有开胃消食、滋阴健脾、降低胆固醇的功效。

凉拌莴苣

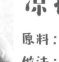

原料：莴苣 1 根，盐、醋、芝麻各适量。

做法：莴苣去皮，洗净，切成片，放入热水中焯一下，捞出后沥干水分，加入盐、醋、芝麻拌匀即可。

功效：莴苣中碳水化合物含量低，而矿物质、维生素含量则较高，可以提高人体脂肪代谢能力，有益于预防脂肪肝。

青菜豆腐汤

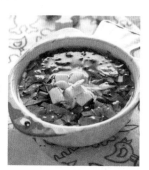

原料：青菜 200 克，豆腐 150 克，盐适量。

做法：青菜洗净，入水焯一下，挤去水分，切成小段；豆腐切成小丁；锅置火上，倒入少许油，放入青菜翻炒两下，加清水，放入豆腐，大火煮开后加入盐即可。

功效：青菜含有丰富的膳食纤维，而豆腐含有优质蛋白，二者搭配脂肪含量少，并可促进肝细胞中脂肪转化。

荞麦面条

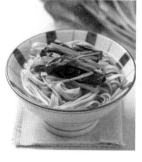

原料：荞麦粉 100 克，面粉 50 克，青菜 100 克，盐适量。

做法：荞麦粉、面粉加水和好，做成面条；青菜洗净；锅置火上，加水，将面条煮熟，加入盐、青菜即可。

功效：荞麦含有一种叫芦丁的物质，可强化血管、降血脂，对脂肪肝的调养很有好处。

慢性肾炎

慢性肾炎又称慢性肾小球炎，常以蛋白尿、血尿、高血压、水肿为表现。一般说来，凡是尿检异常，并有水肿及高血压病史，大多是慢性肾炎。慢性肾炎可发生于任何年龄。导致慢性肾炎的因素很多，如药物、遗传、感染、环境以及自身免疫等。

食物调养原则

轻度肾炎可适当增加蛋白质的摄入，以弥补从小便中排出的蛋白。若肾脏功能不全，最好限制蛋白质的摄入，以免加重肾小球的负担。

食用富含碳水化合物的米、面，富含维生素的蔬菜、水果，以补充人体的能量。限制钠盐的摄入。肾炎患者往往会伴有水肿症状，而钠盐摄入会加重身体水肿症状。适当地饮水，水的代谢主要是通过肾脏，摄入水过多会加重肾脏负担。

最佳调养食物

- 谷物及豆类中蚕豆、薏米、玉米须、黑豆、红小豆。
- 蔬菜中芹菜、冬瓜、荠菜、山药。
- 鱼类中鲫鱼、鲤鱼、乌鱼、泥鳅。
- 肉类食物中蛙肉、鸭肉。
- 中药材中党参、生黄芪、茯苓皮、荷叶。
- 水果中葡萄、西瓜皮等都有利水、消肿功效。

不宜多吃

- 刀鱼、螃蟹、虾、带鱼、黄鱼、猪头肉、鸡肉、香椿、竹笋、菠菜、茭白、香菜、葱、蒜、胡椒、辣椒、盐、芥末不宜多吃。白酒不宜多饮。

推荐食疗方

鲤鱼红小豆薏米粥

原料：鲤鱼 1 条，薏米 60 克，红小豆 30克，盐适量。

做法：鲤鱼去鳞及内脏、洗净；薏米、红小豆洗净，放入冷水锅中，大火煮开后，转小火煮熟；放入鲤鱼煮至熟烂，加入盐，趁热食用。

功效：有利水、消肿的功效。

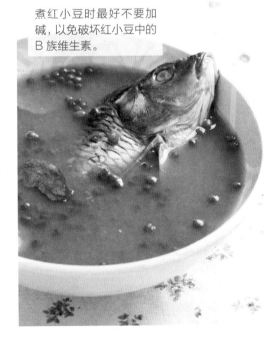

煮红小豆时最好不要加碱，以免破坏红小豆中的B族维生素。

荷叶茶

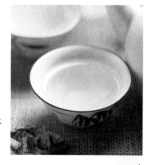

原料：鲜荷叶半张，白糖适量。

做法：将鲜荷叶洗净，撕成小块，放入锅中，加水适量煮汁，去渣取汁，加入适量白糖调匀，代茶饮用。

功效：具有清热利湿、止血的功效，适合慢性肾小球炎患者饮用。

冬瓜鹅肉汤

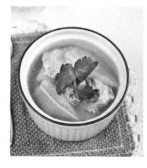

原料：冬瓜 300 克，鹅肉 200 克，盐适量。

做法：鹅肉洗净，切块；冬瓜去皮、瓤，洗净，切片；鹅肉入锅加水，炖至八成熟，加入冬瓜，炖至熟烂，加盐调味即可。

功效：具有利水消肿、益气养阴的功效。

玉米须消肿茶

原料：玉米须、红小豆、西瓜皮各 50 克。

做法：西瓜皮、红小豆、玉米须分别洗净，捣碎或切成段，一同放入砂锅中，加水煎煮 2 次，每次 30 分钟，合并两次滤液即成。每日适量饮用。

功效：具有利水消肿的功效，适合急、慢性肾小球炎，及慢性肾炎患者饮用。

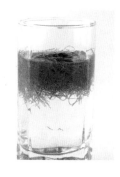

黄芪炖甲鱼

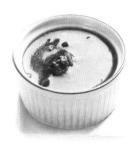

原料：甲鱼 1 只，生黄芪 30 克，盐适量。

做法：甲鱼除去内脏，洗净，切成块，与黄芪一起加水适量同煮，煮至甲鱼烂熟，出锅前加盐调味，可分两三日食完。

功效：具有益气养阴、利水消肿的功效。

慢性支气管炎

慢性支气管炎是指气管、支气管黏膜及其周围组织的慢性炎症,受凉、吸烟、感冒,都会使疾病症状更加严重。临床表现为慢性咳嗽、咳痰、反复感染或伴有喘息。一般认为,咳嗽、咳痰或喘息持续 2 年以上,每年持续 3 个月以上,并且没有其他心肺疾病,则可确诊为慢性支气管炎。

食物调养原则

饮食宜清淡,不宜多食油腻食物。油腻食物往往会加重代谢负担,加重支气管炎症状。

不宜吃海鲜等"发物",海鱼、蟹、虾等有助湿生痰的作用,其也多含有过敏原,容易加重病情或引发慢性支气管炎。

多补充优质蛋白,如大豆及大豆制品等。优质蛋白可缓解慢性支气管炎给机体组织蛋白造成的损耗。

少吃生冷性凉的食物,这些食物刺激食管,影响气管,会加重支气管炎症状。

最佳调养食物

- 谷类及豆类中大豆及其制品。
- 蔬菜、水果中雪里蕻、萝卜、山药、发菜、佛手柑、橘皮、金橘、桃、梨、百合、银耳。
- 肉类食物中猪肺、羊肺、羊肉。
- 坚果及调味品中栗子、白果、杏仁、花生、核桃仁和冰糖、生姜。

不宜多吃

- 柿子、香蕉、石榴、柑、薄荷、鸭蛋、牡蛎、猕猴桃、李子、山楂、桑葚、橙子、苦瓜、芹菜、空心菜、莼菜、莲藕、黄瓜、红薯、海带、莴苣、豆腐、蚌肉、螃蟹、竹笋等。

推荐食疗方

猪肺杏仁粥

原料:新鲜猪肺 50 克,粳米 50 克,甜杏仁、姜片、葱段、盐、料酒各适量。

做法:新鲜猪肺洗净,加水、料酒,煮至七成熟,捞出后切成丁;粳米洗净,与猪肺丁、甜杏仁、姜片、葱段、盐一起放入锅中煮成粥。

功效:猪肺味甘,性平,入肺经,有补虚、止咳、止血的功效,适用于肺虚咳嗽、久咳、咳血症状。

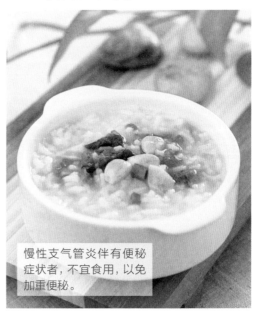

慢性支气管炎伴有便秘症状者,不宜食用,以免加重便秘。

核桃人参饮

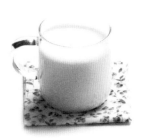

原料：核桃仁 20 克，人参 6 克，生姜 3 片，冰糖适量。

做法：将核桃仁、人参、生姜加水适量一同煎煮，取汁 200 毫升，加冰糖调味即可。

功效：有温肾纳气、止咳化痰的功效。

梨子川贝汤

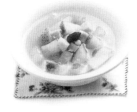

原料：梨 1 个，川贝母 12 克，冰糖适量。

做法：梨洗净后，去皮，切片；川贝母打碎，加入冰糖、梨、清水，炖汤，代茶饮。

功效：适用于老年支气管炎有肺热干咳少痰症状的患者。

杏仁大米茶

原料：苦杏仁 120 克，粳米 30 克，冰糖适量。

做法：苦杏仁用开水浸泡 15 分钟，搓掉外衣；粳米洗净；将苦杏仁与粳米放入豆浆机中，加清水，磨浆后过滤去渣；浆汁倒入沙锅中，加水和冰糖，煮成浓汁，代茶饮。

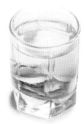

功效：苦杏仁有润肺、化痰、定喘的作用，对于慢性支气管炎久咳虚喘的人最为有益。

冰糖银耳

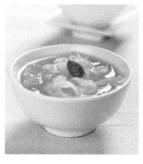

原料：干银耳 5 克，冰糖、枸杞子各适量。

做法：干银耳泡发，洗净，撕成小块，放入冷水锅中，大火煮开后，放入冰糖、枸杞子，熬煮至银耳软烂，代茶饮。

功效：有润肺止咳的功效，尤其适合老年慢性支气管炎患者。

慢性腹泻

慢性腹泻是指腹泻症状持续 2 个月以上，或间歇期在 2~4 周内的复发性腹泻，具体表现为排便次数明显超过日常习惯频率，每日排粪量超过 200 克，且粪质稀薄。肠道感染、小肠吸收不良、肠道炎症、药物反应以及肠道功能紊乱都会导致慢性腹泻。

食物调养原则

急性发作期宜摄入清淡、流质饮食，如粥、面汤等，尽量避免进食加重消化负担的高蛋白质、高热量食物。

注意补充维生素，尤其是 B 族维生素以及维生素 C，可通过适当饮用自制蔬果汁的形式补充。

避免摄入富含膳食纤维的食物。不可溶性膳食纤维会加重腹泻症状。

最佳调养食物

- 谷类及豆类食品中粳米、薏米、荞麦、青稞、高粱、小米、绿豆、蚕豆有调理脾胃的作用，适合慢性腹泻患者，其中高粱、荞麦、青稞、小米尤其适合脾虚型腹泻。
- 蔬菜水果中马齿苋、萝卜、山药、豇豆、白扁豆、丝瓜、西瓜、草莓、苹果、荔枝。
- 坚果中栗子、莲子。
- 调味料中胡椒、茴香、桂皮、花椒、生姜。

不宜多吃

- 西红柿、甜瓜、香蕉、猕猴桃、苦瓜、木耳、莴苣、菠菜、空心菜、芹菜、蚌肉、海参、蛤蜊、薄荷、当归、洋参等。

推荐食疗方

山药粥

原料：新鲜山药 100 克，粳米或糯米 50 克。

做法：新鲜山药洗净后去皮，切片或丁，粳米淘洗干净，二者一起放入砂锅中，加入适量清水，大火煮开后，改小火熬煮至米熟烂。

功效：有补肾、健脾、益肺的作用，对脾虚的慢性久泻有补脾止泻的功效。

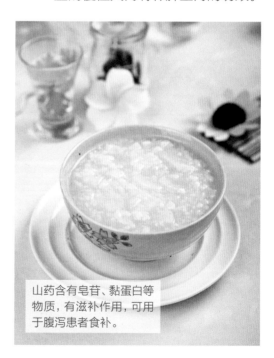

山药含有皂苷、黏蛋白等物质，有滋补作用，可用于腹泻患者食补。

乌鸡汤

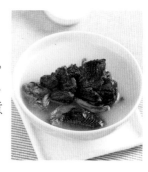

原料：乌鸡1只，山药半根，莲子、红枣、姜片、盐、料酒各适量。

做法：乌鸡收拾干净，切块，放热水中焯烫一下；山药洗净，切块；锅中放入清水，放入乌鸡、姜片、料酒，大火煮开后，放入莲子、红枣、山药，加入盐，煮至乌鸡熟烂。

功效：乌鸡有补虚劳，具有治脾虚久泻的功效。

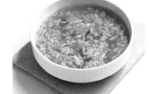

羊肉黄芪羹

原料：羊肉250克，黄芪10克，红枣5颗，盐适量。

做法：羊肉洗净，切小块；黄芪、红枣洗净，入锅，加清水煎20分钟，去渣留汁；加入羊肉、盐，大火煮开后，改小火煮至肉烂，每日早、晚温热食肉、喝汤。

功效：可补脾肾，对久泻不止、滑脱不禁最为有效。

黄芪粥

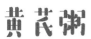

原料：生黄芪15克，粳米50克，陈皮3克，红糖适量。

做法：生黄芪冷水入砂锅，浓煎后去渣取汁；粳米淘洗干净，加黄芪汁大火煮开后，加陈皮、红糖，改小火熬煮成粥。

功效：有补中益气、健脾养胃的功效，尤其适用于内伤劳倦引起的慢性腹泻、体虚自汗。

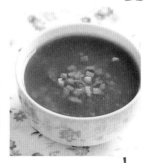

栗子粥

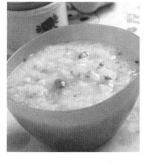

原料：栗子8颗，粳米50克。

做法：栗子去壳，切碎；粳米淘洗干净，与栗子一起煮粥，四季均可食用。

功效：可益气、厚肠胃、补肾，对老年慢性腹泻、腰酸腿痛非常有益。

慢性便秘

慢性便秘是指长时间反复便秘的症状。便秘是大便秘结不通，排便时间或排便间隔时间延长，或排便时艰涩不畅的一种病症。慢性便秘除了便秘症状外，一般无明显其他症状。便秘的发生与肠蠕动功能失调有关，也可与精神因素有关，好发于老年人以及体弱的人。由于慢性便秘发作时间较长，对人体危害较大，因此必须提高重视。

食物调养原则

食用富含膳食纤维的食物。不可溶性膳食纤维在肠道内吸收水分，可刺激肠道，增强排便能力，有助于缓解慢性便秘。

适当增加富含脂肪的食物，如坚果、植物油等。脂肪可润肠通便，有助于缓解便秘。适当多摄入富含 B 族维生素食物，有助于消化液分泌，促进肠道蠕动。多饮水，使肠内保持足够的水分。

不宜食用辛辣刺激性食物，以及高蛋白和高钙食物。

最佳调养食物

- 蔬菜水果中萝卜、韭菜、洋葱、蒜苗、芹菜、芦笋、青菜、大白菜、甜菜、菠菜、各种野菜、蘑菇、银耳、芋头、红薯、甘蔗、香蕉、梨、苹果、无花果。
- 肉类食物及水产类中猪肉、海参、海蜇。
- 坚果中芝麻、核桃仁。

不宜多吃

- 莲子、豇豆、高粱、芡实，以及辣椒、花椒、豆蔻、茴香等味辛性热的调味料，还有炒制的豆类、花生等因含有大量热量，也不适宜便秘患者食用。

推荐食疗方

香蕉粥

原料：香蕉 1 根，粳米 50 克。

做法：粳米淘洗干净，放入锅中，加适量清水，熬煮至七成熟，加入香蕉片，熬煮至熟即可。

功效：适用于大便干结、小便短赤、身热、心烦、腹胀腹痛、口干口臭等症状。

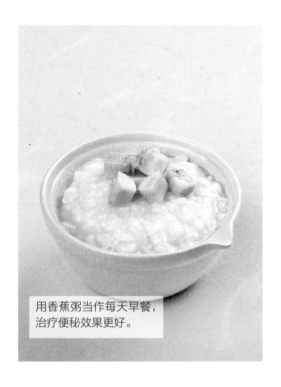

用香蕉粥当作每天早餐，治疗便秘效果更好。

芝麻黄芪蜂蜜糊

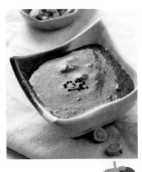

原料：黑芝麻60克，黄芪5克，蜂蜜适量。

做法：黄芪煎水，去渣取汁；黑芝麻炒熟，磨成糊状，用黄芪汁冲调，加入蜂蜜，搅匀食用。

功效：适用于便秘，同时伴有疲倦无力、气短、出汗较多症状的气虚便秘患者。

首乌红枣粥

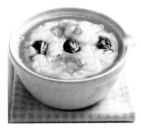

原料：粳米50克，何首乌5克，红枣5颗，冰糖适量。

做法：何首乌加水煎，去渣取汁；粳米淘洗干净，红枣洗净；粳米加何首乌汁、红枣煮粥，待米熟烂时加入冰糖。

功效：适用于便秘，伴有心慌心跳、头昏眼花、手足发麻、唇甲变淡症状的血虚便秘患者。

苁蓉羊肉粥

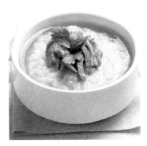

原料：肉苁蓉、当归各3克，羊肉100克，粳米50克，姜末、盐各适量。

做法：肉苁蓉、当归加水煎汁两次，去渣；羊肉洗净，切碎；粳米洗净，加肉苁蓉当归汁、羊肉、姜片、盐煮成粥。

功效：适用于小便清长、舌淡苔白、四肢不温的阳虚便秘患者。

百合梨蜂蜜饮

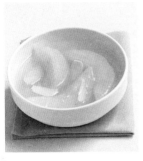

原料：百合20克，梨50克，蜂蜜适量。

做法：百合洗净，梨去皮，切成小块，与百合一起放入锅中加水煮至熟透，加入蜂蜜服食。

功效：适用于便秘，伴有面部潮热、咽干舌燥、手足心发烫、唇舌发红症状的阴虚便秘患者。

癌症

癌症是控制细胞增殖机制失常而引起的疾病，其实就是变异细胞或不成熟的细胞不停复制引起的疾病，这些细胞会消耗身体的能量，但不能担负起细胞本应起的作用，还会转移到全身各处，引起人体消瘦、无力、贫血，并损害身体脏器。癌症有很多种，几乎身体每个部位都有可能会出现。

食物调养原则

保持均衡营养，防止摄入过多热量，尤其要控制高脂肪的摄入。保证充足维生素、矿物质和微量元素的摄入，这些物质会维持身体的正常代谢，促使有毒物质排出，抑制细胞变异和不成熟细胞的大量产生。尽量选用天然的食物，避免过多摄入半成品，尤其是腌制或熏制的产品。

最佳调养食物

- 谷物及豆类中的玉米、薏米、豆腐。
- 蔬菜水果中土豆、红薯、芋头、山药、黄瓜、苦瓜、冬瓜、韭菜、西红柿、西蓝花、花椰菜、圆白菜、芦笋、木耳、蘑菇、胡萝卜、荸荠、大蒜、梨、苹果、草莓、杏、猕猴桃、橘子、香蕉、红枣、山楂、无花果。
- 禽肉类中猪肝、乌鸡、猪蹄。
- 水产类中的海参、干贝、甲鱼、牡蛎、蛤蜊、海带、紫菜。
- 坚果中葵花子、核桃、花生等。

不宜多吃

- 荞麦、芥菜、辣椒、香椿、香菜、鹅肉、獐肉、野鸡肉、猪头肉、鸭蛋、带鱼、螃蟹、刀鱼、黄鱼、鲥鱼、黄刺鱼、虾等。

推荐食疗方

葵花楂肉

原料：向日葵无子盘50克，猪瘦肉60克，山楂干10克。

做法：向日葵无子盘洗净，加水煎汁，去渣取汁；猪瘦肉洗净，切块，放入锅中，加向日葵汁、山楂共煮，至肉熟烂，吃肉饮汤。

功效：适合于有卵巢癌家族史的女性饮用。

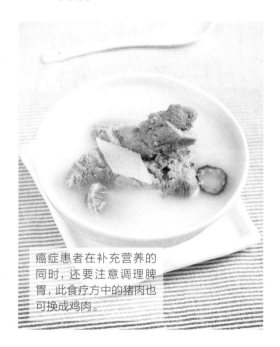

癌症患者在补充营养的同时，还要注意调理脾胃，此食疗方中的猪肉也可换成鸡肉。

五汁饮

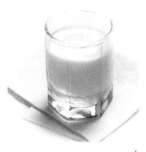

原料：雪梨、荸荠各 30 克，芦笋、莲藕各 50 克，麦冬 5 克。

做法：麦冬加水煎汁，去渣取汁；雪梨去皮、核，切块；荸荠去皮、洗净，切块；芦笋洗净，切小块；莲藕去皮，洗净，切块；将所有食物与麦冬汁一起放入榨汁机中榨汁。

功效：有清热、去火、生津的功效。

大蒜粥

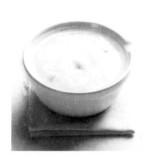

原料：粳米 50 克，独头大蒜 30 克。

做法：将大蒜去皮，洗净；粳米淘洗干净；大蒜和粳米一起放入锅中，加水，大火烧开，改小火煮 30 分钟即可。

功效：大蒜有杀虫、消肿、养胃的功效，可预防胃癌。

芝麻香蜜核桃

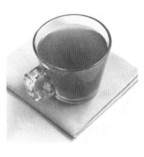

原料：芝麻、核桃仁各 100 克，豆浆 300 毫升，蜂蜜适量。

做法：芝麻、核桃仁炒熟，磨成粉，用烧热的豆浆冲调，加入蜂蜜搅匀食用。

功效：芝麻、核桃含有丰富的坚果油，有强抗氧化作用，而蜂蜜含有丰富的维生素，搭配食用，可抗氧化，调节体内内分泌，预防癌症。

甜杏乳蜜

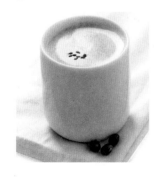

原料：甜杏仁 10 克，牛奶 200 毫升，蜂蜜适量。

做法：牛奶热到 80℃，放入甜杏仁、蜂蜜，搅匀后，缓缓呷服。

功效：润喉、止渴，对预防喉癌非常有益。

失眠

失眠又称入睡和维持睡眠障碍，是指无法入睡或无法保持睡眠状态，常表现为入睡困难，睡眠断断续续不连贯，睡眠时间不足及睡眠质量差等症状。情志、饮食、内伤或病后及年迈、禀赋不足、心虚胆怯、心神不安或失养都可能会导致失眠。失眠会直接影响健康，导致白日没有精神，工作效率下降。

食物调养原则

在营养均衡的基础上，尽量多食用一些具有安神作用的食物，少食生冷黏腻以及刺激性的食物。

失眠情况分为多种，若是由于心脾两虚而出现失眠，最好选择具有益气补血、养心健脾、补血安神的食物。

若阴血火旺导致失眠，宜多吃生津养阴、滋肾填津、清心降火的食物。

最佳调养食物

• 蔬菜水果中的金针菜、银耳、葡萄、桑葚、红枣。
• 水产中黄鱼、牡蛎、海参。
• 禽肉类中猪心。
• 以上食物可搭配百合、莲子、酸枣仁、灵芝、桂圆、柏子仁、蜂王浆食用。

不宜多吃

• 咖啡、茶、可可饮料、巧克力以及辣椒、大葱、胡椒、桂皮、芥末等。

推荐食疗方

酸枣五味茶

原料：酸枣仁 10 克，五味子 5 克。
做法：热水冲泡酸枣仁、五味子，代茶饮。
功效：适用于气阴不足、舌红少津的失眠患者。

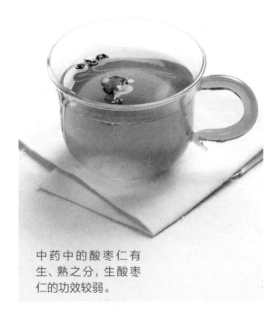

中药中的酸枣仁有生、熟之分，生酸枣仁的功效较弱。

莲心甘草茶

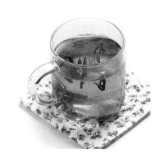

原料：莲子心5克，生甘草3克。

做法：开水冲泡莲子心与生甘草，代茶饮。

功效：适用于心火上炎、烦躁不眠的人。

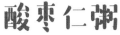

酸枣仁粥

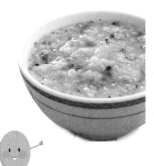

原料：酸枣仁30克，粳米50克，冰糖适量。

做法：酸枣仁磨碎，加水煎，去渣取汁；粳米洗净，加酸枣仁汁煮粥，粥成时，加入冰糖，搅拌均匀食用。

功效：适用于伴有心悸、健忘、消化不良、多梦症状的心脾两虚型失眠。

百合粥

原料：干百合10克，粳米50克，红枣5颗，冰糖适量。

做法：干百合洗净，泡发；粳米、红枣洗净；粳米入锅，加水适量，放入百合、红枣、冰糖煮粥，早晚服用。

功效：可润肺止咳、养心安神，适用于心阴不足，伴有口干、心中烦热症状的失眠。

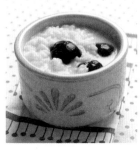

黄连阿胶汤

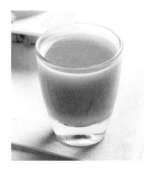

原料：黄连5克，生白芍10克，阿胶汁30毫升。

做法：黄连、生白芍入水煎，去渣取汁200毫升，加入阿胶汁，搅拌均匀，临睡前服用。

功效：适用于伴有虚烦、手足心热的阴虚火旺型失眠。

图书在版编目（CIP）数据

读懂食物里的营养秘密 / 刘桂荣主编 . -- 南京：江苏凤凰科学技术
出版社，2018.1
（汉竹·健康爱家系列）
ISBN 978-7-5537-4890-0

Ⅰ.①读… Ⅱ.①刘… Ⅲ.①食品营养－基本知识Ⅳ.① R151.3

中国版本图书馆 CIP 数据核字 (2017) 第 216140 号

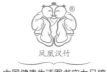

凤凰汉竹

中国健康生活图书实力品牌

读懂食物里的营养秘密

主　　　编	刘桂荣
编　　　著	汉　竹
责 任 编 辑	刘玉锋　张晓凤
特 邀 编 辑	孙　静
责 任 校 对	郝慧华
责 任 监 制	曹叶平　方　晨

出 版 发 行	江苏凤凰科学技术出版社
出版社地址	南京市湖南路 1 号 A 楼，邮编：210009
出版社网址	http://www.pspress.cn
印　　　刷	北京博海升彩色印刷有限公司

开　　　本	720 mm×1 000 mm　1/16
印　　　张	12
字　　　数	160 000
版　　　次	2018 年 1 月第 1 版
印　　　次	2018 年 1 月第 1 次印刷

标 准 书 号	ISBN 978-7-5537-4890-0
定　　　价	45.00 元

图书如有印装质量问题，可向我社出版科调换。